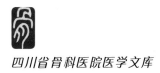

四川省骨科医院医学文库

SICHUANSHENG GUKE YIYUAN
ZHONGXIYI JIEHE
JIZHEN JIJIU JIAOCHENG

四川省骨科医院中西医结合急诊急救教程

主　编　张挥武　乐劲涛

四川科学技术出版社

图书在版编目（CIP）数据

四川省骨科医院中西医结合急诊急救教程 / 张挥武，乐劲涛主编. -- 成都：四川科学技术出版社，2024.5
（四川省骨科医院医学文库 / 沈海主编）
ISBN 978-7-5727-1341-5

Ⅰ.①四… Ⅱ.①张… ②乐… Ⅲ.①骨疾病—急性病—中西医结合—诊疗—教材 Ⅳ.①R680.597

中国国家版本馆CIP数据核字(2024)第095644号

四川省骨科医院医学文库

四川省骨科医院中西医结合急诊急救教程

主 编　张挥武　乐劲涛

出 品 人　程佳月
选题策划　鄢孟君　刘　娟
责任编辑　王星懿
责任校对　范贞玲
封面设计　郑　楠
版式设计　杨璐璐
责任出版　欧晓春
出版发行　四川科学技术出版社
地　　址　四川省成都市锦江区三色路238号新华之星A座
　　　　　邮政编码：610023　传真：028-86361756
成品尺寸　168mm×236mm
印　　张　14　字　数　280 千
印　　刷　成都市金雅迪彩色印刷有限公司
版　　次　2024年5月第1版
印　　次　2024年5月第1次印刷
定　　价　88.00元
ISBN　978-7-5727-1341-5

四川省骨科医院中西医结合急诊
急救教程 编委会

主　　编　张挥武　　乐劲涛

副 主 编　（按姓氏笔画排序）

　　　　　马　娟　　秦志均　　廖　涛

编　　委　（按姓氏笔画排序）

　　　　　万坤镇　　江继君　　苏　丽

　　　　　易　松　　岳建彪　　周荨智

　　　　　袁荣霞　　税云华

编写秘书　周荨智

专家序

　　实现健康长寿不仅是每个生命个体的朴素愿望，也是国家建设的重要目标。急诊急救作为临床工作的前线，如今已发展为一大学科——急诊医学，而且这个学科综合性、交叉性、前沿性极强。中医药是中华民族的瑰宝，中西医结合属于我国特有的医学模式。急诊急救的意义在于使患者，尤其是急危重症患者得到及时、有效的救治，守护生命健康，其充分体现了对个体生命的尊重。急诊急救是否及时、妥善，直接关系到患者的救治效果和预后，只有尽早地实施院前急救，才能最大可能地挽救生命。

　　20世纪80年代以来，急诊医学经过了高速发展，也越来越强调高质量发展，而中医药传承创新工程的实施也给新时代中西医结合急诊急救发展带来了机遇。如何把中西医结合急诊急救工作做好已成为中国特色医疗体系中的重要课题。四川省骨科医院的同仁们总结了中西医结合急诊急救工作中的实践经验，并参阅国内外有关资料，撰写了《四川省骨科医院中西医结合急诊急救教程》。该书一方面根据创伤急救工作的特点和要求，强调了创伤急救工作的及时性与规范化；另一方面尤其值得一提的是在骨折创伤诊治方面以郑怀贤先生开创的"郑氏骨科"作为理论与技术指导，传承、发展了中医骨科学优秀内容。

　　该书包含常用急救技术，危重症患者的早期识别与处置，多发伤患者的院前救治、气道管理与麻醉前评估、院内早期处置，常见骨折脱位的中西医结合治疗等章节，具有较强针对性、实用性和可操作性；重视急诊急救过程中理论与临床实践的有机结合，可作为广大医护人员的业务参考书和中西医结合急诊急救医学人才培养的教学用书。

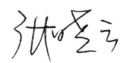

序

　　创伤救治是关乎人民群众生命财产安全的重要医疗卫生问题，创伤呈现高发病率、高致残率、高死亡率的特点。据 2020 年相关报道，我国每年因创伤就医人次高达 6 200 万，致死人数为 70 万～80 万，占全国年死亡总人数的 9% 左右。在 45 岁以下人群中，伤害性死亡是排名第一位的死因。严重创伤常涉及多器官、多系统，需要多学科联合进行科学、规范、及时的整体性救治。

　　四川省骨科医院的创伤救治工作一直坚持多学科诊疗、全程介入模式，秉承中西医协作理念。多学科协作前移、创伤生命支持、骨折脱位的急诊镇痛和麻醉下复位、急诊手术结合快速康复等理念的实施充实了急诊急救体系的内涵，体现了"一切以病人为中心"的原则。要更好地完成这项工作，除了完善急诊急救体系建设和先进的软硬件配置外，更重要的是团队成员核心能力的提升。为此，编者团队结合创伤患者疾病谱特点编撰了《四川省骨科医院中西医结合急诊急救教程》，此书包括常用急救技术的实施，创伤患者的早期评估、处置要点，以及危重症患者的早期识别与预警处置等方面的内容，为相关专业医护人员临床急诊急救工作提供参考，帮助规范救治流程，提升医疗服务能力，以推进急诊急救医疗质量稳步提升、助力四川中医药强省建设，为建设健康中国、健康四川贡献力量。

衷心感谢各位编者的无私奉献和辛勤付出。希望本书内容对各位读者有所裨益，也期待各位读者对本书提出宝贵的意见。

本书编委会

目 录

第一章　常用急救技术

第一节　心肺复苏及自动体外除颤器治疗

心肺复苏（Cardiopulmonary Resuscitation，CPR）：是针对心搏和／或呼吸骤停患者的紧急抢救措施，即用心脏按压或其他方法形成暂时的人工循环，恢复心脏自主活动和血液循环，用人工呼吸代替自主呼吸，达到使患者苏醒和挽救生命的目的。

评估确认患者心搏、呼吸骤停后，应尽快实施 CPR。

一、心搏、呼吸骤停常见原因

（1）成人：心脏疾病（冠心病最多见）、创伤、淹溺、用药过量、窒息、出血。

（2）小儿：非心源性原因，如气道梗阻、烟雾吸入、淹溺、感染、中毒等。

二、心搏、呼吸骤停诊断标准

（1）突然意识丧失，对外界刺激无反应。

（2）心音消失，大动脉搏动消失。

（3）呼吸停止或叹息样呼吸等。

（4）面色苍白或发绀，瞳孔散大。

（5）心电图：呈一条直线、心室颤动或心电机械分离。

三、美国心脏协会院内及院外心搏骤停生存链

院内心搏骤停（IHCA）生存链见图 1-1-1。

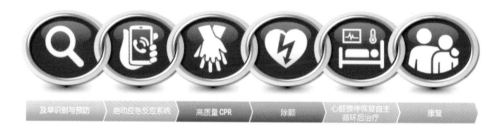

图 1-1-1　院内心搏骤停生存链

院外心搏骤停（OHCA）生存链见图 1-1-2。

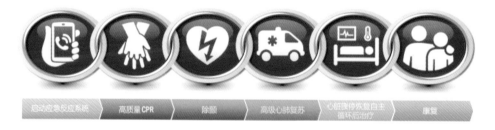

图 1-1-2　院外心搏骤停生存链

心搏骤停急救要点如下。

（1）立即识别心搏骤停并启动应急反应系统。

（2）尽早进行 CPR，强调先做胸部按压。

（3）进行快速除颤。

（4）有效的高级生命支持。

四、徒手心肺复苏的基本环节

识别——胸外心脏按压——开放气道——人工呼吸。

1. 识别

（1）判断意识及呼吸：用双手轻拍患者双肩，在患者头部两侧大声呼唤患者。通过观察患者胸廓起伏情况判断患者是否有呼吸（5～10 s）。（见图 1-1-3、图 1-1-4）

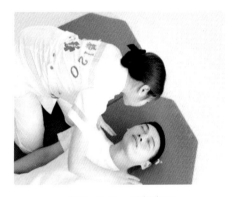
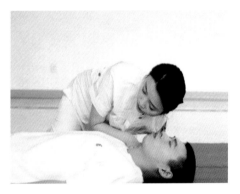

图 1-1-3　判断意识　　　　　　　　图 1-1-4　判断呼吸

（2）启动应急反应系统：呼救、寻求他人帮助、拨打 120 电话、获取自动体外除颤器（AED）（院内呼叫他人准备抢救用物、通知医生、记录复苏开始时间）。

（3）判断循环情况：用右手的中指和示指从气管正中环状软骨划向一旁胸锁乳突肌内侧，触摸颈动脉，了解其搏动情况。对 1 岁以上患者触颈动脉（见图 1-1-5），1 岁以下患者触股动脉。检查脉搏的时间不应超过 10 s，对未触及脉搏者，应立即实施 CPR 并尽快进行电除颤。

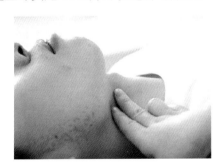

图 1-1-5　触颈动脉

（4）摆放复苏体位：取去枕仰卧位，将患者安置于安全的地面或硬床板上，如怀疑有头颈部创伤，切勿轻易搬动，以免造成进一步损伤；对合并脊柱、脊髓损伤的患者应使其头、颈、躯干长轴、髋部保持在同一水平面，身体同轴转动或挪动，不得弯曲、扭转。

2.胸外心脏按压

1）胸外心脏按压方法

（1）施救者站立或跪于患者右侧，以患者胸骨中下 1/3 交界处，即双乳头连线中点为按压点。（见图 1-1-6）

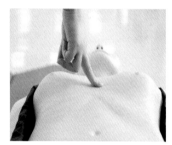

图 1-1-6　定位

（2）双手掌根重叠，十指紧扣，手指上翘不接触胸壁，掌根紧贴患者胸部皮肤。

（3）按压：上半身前倾，肘关节伸直，上臂与患者身体垂直，借助上半身重力垂直向下用力按压。按压频率为 100 ~ 120 次 / 分，成人按压幅度为 5 ~ 6 cm，儿童及婴儿按压深度为胸廓前后径的 1/3。压下后应让胸廓完全回弹，成人按压 - 通气比值为 30：2，儿童按压 - 通气比值单人施救为 30：2，双人施救为 15：2。（见图 1-1-7）

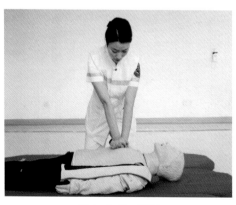

图 1-1-7　按压

2）注意事项

（1）患者应该以仰卧位躺在硬质平面上。

（2）施救者按压时肘关节伸直，上肢呈一条直线，按压的方向与胸骨垂直。

（3）用力（按压深度至少为 5 cm）、快速（100 ~ 120 次 / 分）按压，并使胸廓完全回弹。

（4）每 2 min 更换按压者，每次更换尽量在 5 s 内完成，尽量减少胸外按压过程中断。

3. 开放气道

1）检查气道

检查气道有无呕吐物、血块、牙齿、污垢等，采用合适的方法清理呼吸道内的异物。

2）开放气道方法

（1）仰头 – 抬颏法：将左手小鱼际置于患者前额部，用力使其头部后仰，右手示指、中指置于患者颏下，将颏部向前上抬起，使下颌角、耳垂连线与地面垂直。此方法用于无颈椎损伤的患者。（见图 1–1–8）

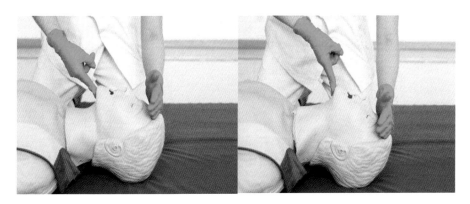

图 1–1–8　仰头 – 抬颏法

（2）托下颌法：抢救者双肘置于患者头部两侧，双手拇指放于患者两侧颧弓处，示指、中指、无名指放置于患者两侧下颌角后方，向前上方托起

下颌。此方法适用于疑似颈椎有损伤的患者。（见图1-1-9）

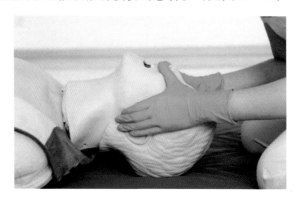

图1-1-9　托下颌法

4. 人工呼吸

1）人工呼吸方法

（1）口对口人工呼吸：要确保患者气道通畅，捏住患者的鼻孔，防止漏气。施救者用口唇把患者的口唇完全罩住，呈密封状，缓慢吹气2次，每次吹气应持续1 s以上，施救者呼气时应用眼睛余光观察患者胸廓，确保患者胸廓有起伏。为减少直接的口对口接触，施救者可与患者口唇之间隔几层纱布，但须确保维持有效的人工呼吸。（见图1-1-10）

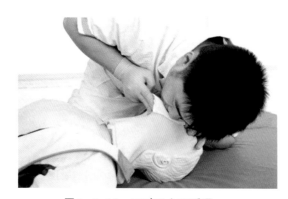

图1-1-10　口对口人工呼吸

（2）球囊面罩辅助通气：使用单人操作法（EC手法），即左手拇指和示指将面罩紧扣于患者口鼻部，固定面罩，保持面罩密闭无漏气，中指、无名指和小指放在患者下颌角处，向前上托起下颌，保持气道通畅，右手挤压

球囊向患者输送氧气，挤压频率为 10 ~ 12 次 / 分，挤压 2 次。（见图 1-1-11）

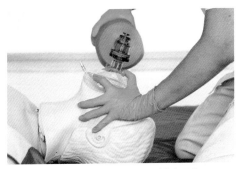

图 1-1-11　球囊面罩辅助通气

2）注意事项

给予的潮气量以能观察到胸廓上抬即可（400 ~ 600 ml 或 6 ~ 7 ml/kg），避免过度通气。

五、除颤

除颤的原则：越早越好。早期除颤的目标（对所有医护人员）：从发病到电除颤的时间限在 2 min 内。心室颤动发生的早期一般为粗颤，此时除颤易于成功，故应争取越早越好。

AED 是一种便携式医疗设备，在患者突发心搏骤停时，根据 AED 屏幕语言及提示，为其进行电除颤，并配合 CPR 等急救措施抢占"黄金 4 分钟"。

1. AED 的操作流程

（1）打开电源。将 AED 放于患者左侧，按下电源开关，根据语音提示操作。

（2）贴电极片。将电极片贴在患者胸部，一个贴在右侧上胸壁胸骨右缘、右锁骨下方，另一个贴在左乳头外侧，上缘距腋窝 7 cm 左右。

（3）AED 分析心律。将电极片插头插入 AED 主机插孔，开始分析心律，需 5 ~ 15 s。

（4）电击除颤。如果 AED 分析心律后提示建议除颤，确保无人接触患者，按下电击键。如果提示不用除颤，则继续心肺复苏。

（5）除颤后继续心肺复苏。电击除颤后，立即继续实施心肺复苏。2 min 后 AED 会再次自动分析心律，确定是否需要继续除颤。如此反复操作，直至患者恢复心搏和自主呼吸，或者专业急救人员到达。

2. AED 操作注意事项

（1）AED 操作前观察环境是否安全。如果患者处于水中，应将其转移至干燥处，并快速擦干胸部水迹再进行除颤。

（2）如果患者有胸毛导致电极片无法粘贴到皮肤，需用剃刀剃掉电极片贴敷处毛发。

（3）除颤时杜绝患者通过水、金属等导电体与他人接触。

六、复苏评估

CPR 进行 5 个循环后再次评估患者意识、呼吸、动脉搏动、瞳孔、四肢末梢循环。

1. 心肺复苏成功的指标

患者恢复意识、恢复自主呼吸、散大的瞳孔缩小、皮肤和黏膜恢复红润、恢复大动脉搏动。

2. 心肺复苏终止条件

患者心肺复苏成功；医务人员确定被救者已经死亡。

第二节　海姆立克急救法

一、什么是海姆立克急救法

海姆立克急救法又叫海姆立克腹部冲击法（Heimlich Maneuver），也称为海氏手技，是 1974 年由美国海姆立克医生提出的一种运用于呼吸道异物窒息的快速急救手法。

二、原理

因呼吸道异物窒息时，患者肺内仍有残余气体，冲击腹部给膈以下软组织以突然向上的压力，可使胸腔压力骤然升高，压迫双肺下部，从而驱使肺部残留气体形成一股气流。这股带有冲击性、方向性的气流长驱直入气管，一般能将堵住气管、喉部的食物、硬块等异物驱除，使人获救。（见图1-2-1）

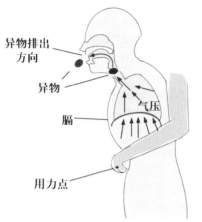

图 1-2-1 海姆立克急救法原理

三、海姆立克征象

可通过海姆立克征象判断患者是否发生呼吸道异物阻塞。海姆立克征象：不能说话、不能呼吸、不能咳嗽，此时患者可能会用一只手或双手护住自己的喉咙，呈现"V"形手势，即"三不能"加"V"形手势。（见图1-2-2）

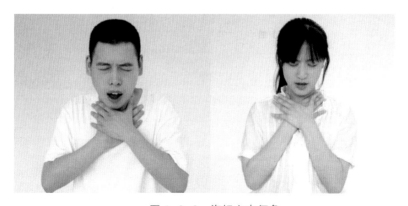

图 1-2-2 海姆立克征象

此时可以询问患者"你被东西卡了吗？"，如患者点头表示"是的"，即立刻施行海姆立克急救法抢救。

四、常见海姆立克急救法操作方法

1. 成人不同体位海姆立克急救法

（1）站立位：患者取站立位，施救者站在患者后面，脚成弓步状，前脚置于患者双脚间，双臂环抱患者腰部，使其上身前倾。一手握拳，拳眼放在患者脐上两横指上方，另一手包住拳头。双手急速有冲击性地向内上方压迫其腹部，反复有节奏、有力地进行，以形成气流把异物冲出。（见图1-2-3）

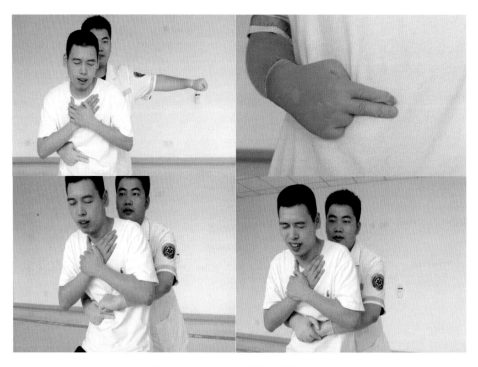

图1-2-3　站立位海姆立克急救法

（2）卧位：患者取仰卧位，首先开放患者气道，然后施救者骑跨在患者双侧大腿上，一手以掌根按压其肚脐与剑突之间的部位，另一手掌覆盖其手掌之上，向前上方有冲击性地、快速地压迫，反复压迫至呼吸道异物被冲出。检查口腔，如异物已经被冲出，及时清理异物。呼吸道异物取出后，应及时检查患者的呼吸、心跳，如无，立即行CPR。（见图1-2-4）

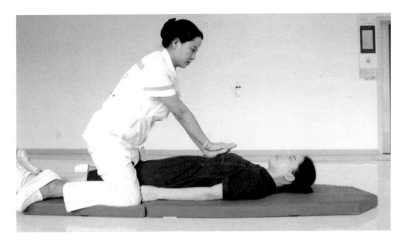

图 1-2-4　卧位海姆立克急救法

2. 孕妇、肥胖者海姆立克急救法

若患者为孕妇或肥胖者，施救者双手无法环抱腹部做挤压动作，则在胸骨下半段中央垂直向内做胸部按压，直到气道阻塞解除。（见图 1-2-5）

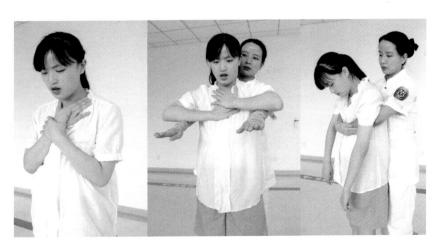

图 1-2-5　孕妇、肥胖者海姆立克急救法

3. 成人海姆立克自救法

一手握拳，另一手掌捂按在拳头之上，双手急速有冲击性地向内上方压迫自己的腹部，反复有节奏、有力地进行；或稍稍弯下腰去，靠在一固定物体上（如桌子边缘、椅背、扶手栏杆等），以物体边缘压迫上腹部，快速向上冲击，重复冲击，直至异物排出。（见图1-2-6）

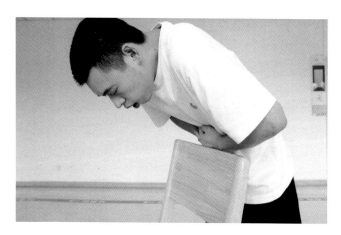

图1-2-6　成人海姆立克自救法

4. 儿童海姆立克急救法

儿童（1～8岁）发生气管异物阻塞，其海姆立克急救法要领和成人相同。

若是小于1岁之婴儿因呼吸道异物窒息，不可行海姆立克急救法，以免伤及腹腔内器官，应改为拍背压胸法。方法为：一手置于婴儿颈背部，另一手置于婴儿颈胸部。先将婴儿趴放在操作者前臂，依靠在操作者的大腿上，头部稍向下前倾，在其背部两肩胛骨间拍5次，依婴儿月龄决定力量的大小。再将婴儿翻正，在婴儿胸骨下半段用示指及中指压5次。重复上述动作直到异物被吐出（见图1-2-7）。切忌将婴儿双脚抓起倒吊拍打背部，如此不仅无法将气管异物排出，还会增加婴儿颈椎受伤的危险。

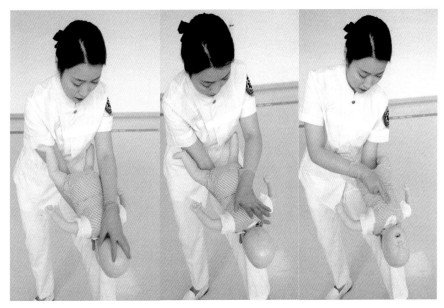

图 1-2-7　1 岁以下婴儿海姆立克急救法

五、并发症

海姆立克急救法虽卓有成效，但也可能导致并发症，如肋骨骨折，腹部、胸腔内脏的破裂或撕裂，故非必要时，一般不采用此法。如果患者呼吸道部分梗阻，气体交换良好，应鼓励患者用力咳嗽，并自主呼吸；如患者呼吸微弱、咳嗽乏力或呼吸道完全梗阻，则立刻使用此法。在使用本法成功抢救患者后应检查患者有无并发症的发生。

第三节　骨科常用院前急救技术

骨科院前急救指的是从创伤发生到患者进入医院前这段时间由患者本人、目击者或医护人员在现场或转运途中对患者采取的紧急医疗措施。

骨科常用院前急救技术包括止血、包扎、固定和搬运。

一、创伤出血的止血与包扎

（一）创伤失血量简易评估

成人全身血容量为 4 000 ～ 5 000 ml。

（1）失血量在 500 ml 以下时，可无明显症状。

（2）失血量在 800 ml 以上时，会出现面色、口唇苍白，皮肤出冷汗，手脚冰冷，无力，呼吸急促，脉搏快而微弱等症状。

（3）失血量达 1 500 ml，会引起大脑供血不足，患者出现视物模糊、口渴、头晕、神志不清或焦躁不安，甚至出现昏迷症状。

（二）创伤出血分类

1. 按部位

外伤出血按部位可分为：头颈部出血、胸部出血、腹部出血、四肢出血。

2. 出血类型

（1）外出血：体表可见到，血管破裂后，血液经皮肤损伤处排出体外。

（2）内出血：体表未见血液流出，流出血管的血液停留在身体内部而未排至体外，如流入组织、脏器或体腔内。

3. 损伤血管类型

（1）动脉出血：出血快而量多，不易凝固，从伤口喷出，与心脏搏动同步，血液呈鲜红色。

（2）静脉出血：位置比较浅表，出血较慢，出血量相对较小，容易控制，血液呈暗红色。

（3）毛细血管出血：出血很慢，即所谓"渗血"，一般 6 ～ 8 min 出血自行停止。

（二）现场止血方法

1. 指压止血法

指压止血法为止血的暂时性应急措施，适用于头部和四肢的出血，用手指压在出血处近心端，把血管压迫、闭合在骨面上，阻断血流，达到止血的目的。

1）操作要求

①指压血管压迫点准确。②压迫力度适中，以伤口不出血为度。③压迫

10 ～ 15 min。④保持伤处肢体抬高。

2）优点

指压止血法是一种简单有效的临时性止血方法，用于手上暂时无包扎止血材料时，紧急处理静脉出血或较严重的动脉出血。

3）缺点

指压止血法仅能用于短时间控制动脉出血，事先应了解准确的压迫点，正确压迫才能见效，此法止血不易持久，应尽快采用其他更有效的止血法。

4）常用部位止血法

（1）颞浅动脉压迫止血法：用于头顶出血时止血。用拇指压迫耳屏前方颧弓根搏动点，将该动脉压向颞骨。（见图 1-3-1）

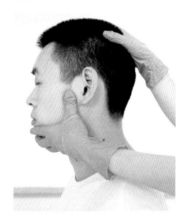

图 1-3-1　颞浅动脉压迫止血法

（2）面动脉压迫止血法：用于面部出血时止血，用拇指或示指在下颌角前 1.7 cm（约半寸）处，将动脉血管压于下颌骨上。（见图 1-3-2）

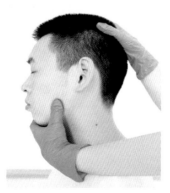

图 1-3-2　面动脉压迫止血法

（3）颈总动脉压迫止血法：常用在头颈部大出血而采用其他止血方法无效时。方法是在气管外侧，胸锁乳突肌中点前缘，将伤侧颈动脉向后压于颈椎第5横突上，但禁止双侧同时压迫。（见图1-3-3）

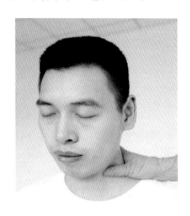

图 1-3-3　颈总动脉压迫止血法

（4）锁骨下动脉压迫止血法：用于腋窝、肩部及上肢出血时止血。用拇指在锁骨上窝摸到动脉搏动处，其余四指放在患者颈后，以拇指向下内方压向第一肋骨。（见图1-3-4）

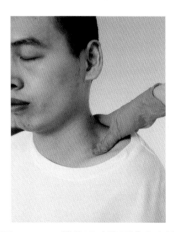

图 1-3-4　锁骨下动脉压迫止血法

（5）肱动脉压迫止血法：用于手、前臂及上臂下部出血时止血。压迫点位于上臂中段内侧，位置较深。在上臂中段的内侧摸到肱动脉搏动后，用拇指按压止血。（见图1-3-5）

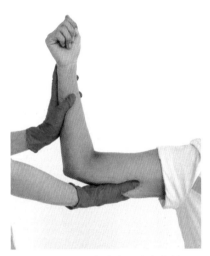

图1-3-5　肱动脉压迫止血法

（6）股动脉压迫止血法：用于下肢大出血时止血。压迫点在腹股沟韧带中点偏内侧下方，能摸到股动脉强力搏动，用拇指或掌根向外上方压迫止血。（见图1-3-6）

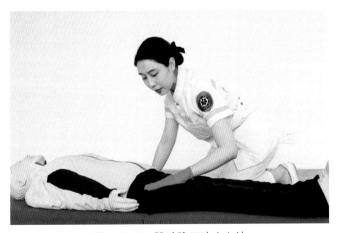

图1-3-6　股动脉压迫止血法

（7）桡、尺动脉压迫止血法：用于手部出血时止血。压迫点在腕部掌面两侧，同时按压桡、尺两条动脉止血。（见图1-3-7）

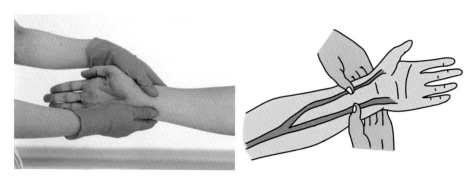

图1-3-7　桡、尺动脉压迫止血法

（8）胫前、胫后动脉压迫止血法：适用于一侧脚的大出血。用两手的拇指和示指分别压迫伤脚足背中部搏动的胫前动脉及足跟与内踝之间的胫后动脉。（见图1-3-8）

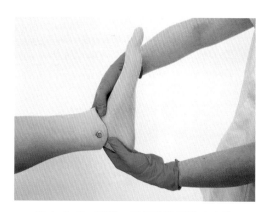

图1-3-8　胫前、胫后动脉压迫止血法

（9）指（趾）动脉压迫止血法：适用于手指（脚趾）大出血。用拇指和示指分别压迫手指（脚趾）两侧的指（趾）动脉，阻断血流。（见图1-3-9）

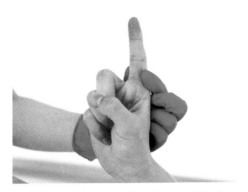

图 1-3-9 指动脉压迫止血法

2. 加压包扎止血法

适用于四肢、头颈、躯干等体表血管受伤时止血。（见图 1-3-10）

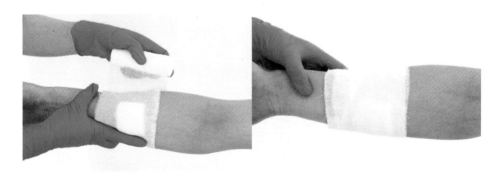

图 1-3-10 加压包扎止血法

可用无菌纱布或清洁敷料覆盖伤口，对较深大的出血伤口，宜用敷料填充，再用绷带加压包扎。力度以能止血而肢体远端仍有血液循环为度。现场如无消毒纱布，可用清洁手帕或消毒布片、纸巾等代替，加压 10 ~ 30 min 一般都能止血。头部、面部血管较丰富，因此出血量也会较大，可适当延长按压时间。对于某些特殊部位出血，纱布覆盖压迫止血不能奏效或难以实现，例如腋窝部位，可考虑使用指压、填塞等止血方法。

3. 填塞止血法

适用于颈部、臀部或其他部位较大而伤口较深、难以加压包扎的伤口，以及实质性脏器的广泛渗血等。先将无菌纱布塞入伤口内，如仍止不住出血，可添加纱布，再用绷带包扎固定。一般术后 3 ~ 5 日开始慢慢取出填塞纱布，过早取出可能发生再出血，过晚则易引起感染。

4. 钳夹止血法

如有可能，可在伤口内用止血钳夹住出血的大血管断端，连止血钳一起包扎在伤口内，即钳夹止血法。注意不可盲目钳夹，以免伤及邻近神经或正常血管，影响修复。（见图 1-3-11）

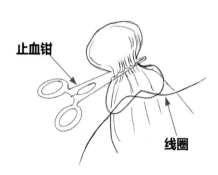

图 1-3-11　钳夹止血法

5. 止血带止血法

1）原理

通过对创伤肢体的近心端部位施加足够的压力，以阻断动脉、静脉血流而达到止血目的。

2）适应证

四肢的损伤，如撕脱伤、断肢伤、撕裂伤等不能由直接压迫控制的出血，都符合止血带的使用指征。

3）止血带选择

止血带最佳宽度是 10 ~ 15 cm，遵循"宁宽勿窄"原则。禁止使用狭窄的、有弹性的止血带。临床上使用的橡皮条，实际是方便抽取静脉血时使用，因其细窄且有弹性，无法用于阻断动脉血流，不可作为止血带使用。

4）绑扎位置

上肢出血，止血带应绑扎于上臂中上三分之一处；下肢出血，止血带绑扎于大腿的近腹股沟处；止血带应避免置于前臂、小腿、肘关节、膝关节或被刺穿的部位。院前急救把握"高而紧"的原则，高——上肢止血带尽量靠近腋下，下肢止血带尽量靠近腹股沟；紧——止血必须彻底。

5）止血带时间设置

院前及院内急救时，尽可能缩短止血带使用时间，最长使用时间不应超过2h。如果客观情况下无法到医院救治或者无替代止血办法，则在得到正规救援前不解除止血带。一旦使用止血带，就应尽快将患者送至医院进行正规救治。

6）止血带压力标准及设置

以恰好能彻底止血为止血带压力标准。紧急时可使用统一标准的制式止血带；如果时间允许，应根据患者体质差异、肢体周径、年龄、收缩压和止血带宽度个体化设置止血带压力。

7）去除止血带标准

（1）院前急救时，止血带一旦使用则不建议松开，除非得到可以替代的彻底止血的救治。在将患者送到医院得到正规救治前，为保住其生命，止血带可以不解开。

（2）去除止血带的原则是患者全身有效血液循环得到一定的恢复，生命体征稳定，预评估恢复肢体远端血液循环不会使患者的生命体征受到严重影响。

8）止血带使用步骤

（1）判断是否为四肢的撕脱伤、断肢伤或撕裂伤引起的出血。

（2）尝试直接压迫止血，若不能迅速控制出血，马上使用止血带止血。

（3）止血带应尽量靠近出血部位，避免将止血带固定在四肢关节处。

（4）在相应的地方固定止血带，根据厂家推荐的方法施加环形压力。

（5）增加止血带的压力，直至出血停止。

（6）将止血带固定在适当的位置。

（7）标记使用时间。

（8）不要覆盖止血带。

（9）反复检查出血情况，在必要的情况下调整止血带压力。

（10）告知接收患者的医护人员，患者身上使用了止血带。

注意事项：使用止血带的过程并不舒适，在此过程中伴随着剧烈的疼痛和作用点远端的不适，可以适当给予患者镇痛药以缓解疼痛。使用止血带可能会造成远端的骨骼肌坏死、骨－筋膜室综合征、神经麻痹等并发症，松开止血带时会有肢体缺血再灌注，这可能导致患者心率增快／降低、血压下降等生命体征波动。应密切观察患者的病情变化，根据情况告知患者（或家属）止血带相关注意事项及病情变化的可能。

二、脊柱损伤的固定及搬运

脊柱损伤是指由于外界直接或间接因素导致脊柱结构的连续性、完整性和稳定性被损害或破坏，包括椎骨、椎间盘、脊髓神经、稳定脊柱的韧带、肌肉的损伤。可表现为损伤部位疼痛、肿胀、畸形、活动受限。合并脊髓神经损伤时可在损害的相应节段出现各种运动、感觉和括约肌功能障碍，肌张力异常及病理反射等表现。

1. 脊柱损伤常见原因

1）外伤性损伤

外伤性损伤占脊柱损伤的 80% ~ 90%。

（1）交通事故导致的损伤占第一位。

（2）坠落、被重物砸到、挤压等导致的损伤。

（3）运动类损伤，如跳水、跳伞、体操、悬吊式滑翔、冲浪、攀岩、滑雪、骑山地自行车等的运动中发生的损伤。

2）非外伤性损伤

非外伤性损伤包括：脊柱退行性改变、脊柱或椎管内肿瘤、脊柱结核、血管性疾病、先天性疾病。只要怀疑有脊柱损伤就应按脊柱损伤情况处理，将脊柱不稳定的患者仰卧固定在一块坚硬的长背板上并将他放置在中心直线位置，即头部、颈部、躯干、骨盆应以中心直线位置逐一固定，保持脊柱伸直位。对于昏迷的患者，在现场急救和搬运中，应按照有脊柱损伤处理。（见图 1-3-12）

2. 正确固定及搬运脊柱损伤患者的目的

维持与抢救生命，预防继发损伤和确保安全运送。

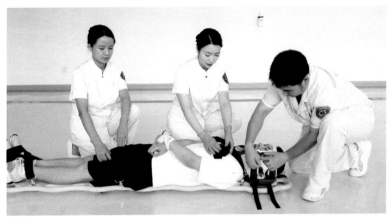

图 1-3-12 昏迷患者搬运

3. 现场初步抢救原则

（1）评估患者的伤情及施救者的能力。

（2）但凡怀疑有脊柱损伤的患者，均应按脊柱损伤处理。

（3）应多人协同妥善固定及搬运患者，以免加重或引发新的脊柱损伤。

（4）对合并呼吸、心搏骤停，出血的患者应予以 CPR 等急救措施，同时予以止血及临时固定。

4. 徒手固定的作用及操作

徒手固定用于颈椎骨折的现场固定，搬运、翻转患者躯体时的固定。

1）头锁

（1）操作：患者处于仰卧位时，施救者双膝跪在患者头顶位置，并与患者身体成一条直线，先固定自己双手手肘（置于大腿上或地上），双手掌放在患者头两侧，拇指轻按其前额，示指和中指固定其面颊，无名指及小指放在其耳下，不可盖住耳朵。（见图 1-3-13）

（2）作用：头锁常用于器具（颈托）固定前的临时固定及现场手法牵引复位。

2）头胸锁

（1）操作：施救者跪或半跪式蹲在患者一侧，施救者近额的手肘固定在自己膝上或小腿内侧，用手指按着患者前额，另一手臂枕于患者胸骨上，

用拇指及中指分按患者两颧弓，手掌须弧曲但不可盖着患者口鼻。（见图1-3-14）

（2）作用：头胸锁用于转化其他制动锁或放置头枕时的制动。

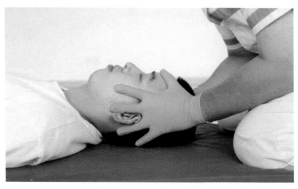

图1-3-13　头锁

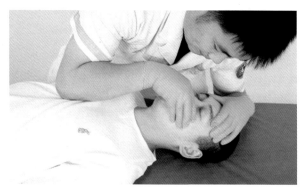

图1-3-14　头胸锁

3）头肩锁

（1）操作：患者处于仰卧位时，施救者位于患者头顶部，与患者身体成一条直线，先稳定自己双手手肘（放在大腿或地上），一手锁紧其斜方肌（患者颈肩交界处），另一手则像头锁般固定患者头部，手掌及前臂须用力将头部固定。（见图1-3-15）

（2）作用：头肩锁用于翻转、移动患者时的制动。

4）双肩锁

（1）操作：患者处于仰卧位时，施救者位于患者头顶部，与患者身体成一条直线，先稳定双手肘（放在大腿或地上），拇指和四指分开，伸展至

斜方肌，掌心向上，手指指向脚部，锁紧斜方肌，双手前臂紧贴患者头部使其固定。（见图1-3-16）

（2）作用：双肩锁用于水平移动患者时的制动。

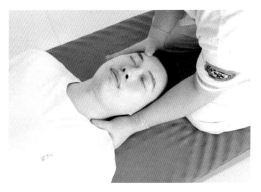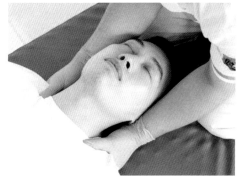

图1-3-15　头肩锁　　　　　　　　　　图1-3-16　双肩锁

5）胸背锁

（1）操作：施救者先跪在患者侧旁面向患者，用双臂夹着患者的胸部及背部，再把双手手腕向下压锁，并紧捉患者的颧骨/下巴及后枕部，而手掌不可覆盖患者的口鼻。（见图1-3-17）

（2）作用：胸背锁用于使坐着的患者躺卧在脊柱板上或脱除头盔时的头颈、胸背固定。

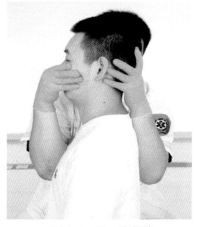

图1-3-17　胸背锁

6）具体操作方法

（1）现场评估、判断（具体见第三章内容）。（见图1-3-18）

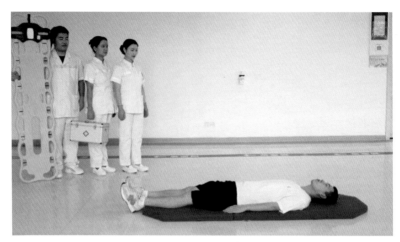

图1-3-18　现场评估、判断

（2）调整颈部位置，注意医生和助手的配合，医生示指放在患者胸骨正中，助手固定及复位颈部，若出现卡顿，不可强行复位。（见图1-3-19）

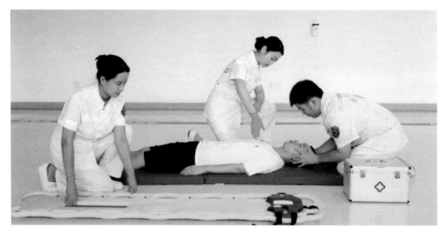

图1-3-19　调整颈部位置

（3）检查头颈部，明确头颈部有无受伤。

（4）上硬颈托。硬颈托是一种承托颈部的装备，其作用是将受伤颈部尽量制动，保护受伤的颈椎免受进一步的损害，但套上硬颈托并不能完全制

动，因此在翻转、运送患者时应格外小心。（见图 1-3-20）

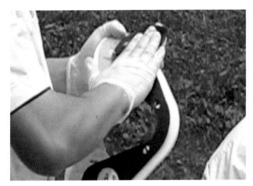

图 1-3-20 硬颈托

（5）全身检查，判断伤情（具体见第三章内容），在医生进行全身检查时，助手始终对患者进行头锁制动。

（6）上脊柱板。

（7）整体侧翻。在整体侧翻时应三人协同。一人跪蹲于患者头部上方，用双手护住患者的头部；另两人依序跪蹲于患者身体右侧（身体前俯，双手前伸）；一人用双手抱住患者的肩、髋部；另一人用双手抱住患者的髋部和小腿部（两人紧挨的手臂交叉）。准备好后，三人应同时将患者轴位整体侧翻于侧卧位，翻转时注意保持脊柱在同一轴线。随后医生检查患者的背部及脊柱。（见图 1-3-21）

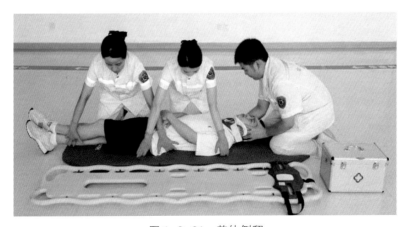

图 1-3-21 整体侧翻

（8）放置脊柱板。助手拉板，调整脊柱板与患者的位置，在患者移到脊柱板上后，要将患者平移到脊柱板的中间位置。（见图1-3-22）

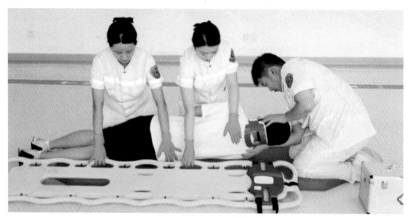

图1-3-22　放置脊柱板

（9）平移患者。两人各自双手环抱，分别顶住患者上、下半身，在固定头部者的命令下同时推动，调整好患者的位置。（见图1-3-23）

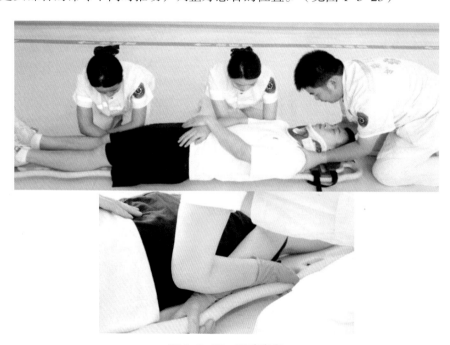

图1-3-23　平移患者

（10）蜘蛛带固定。助手用蜘蛛带在患者的肩、髋、大腿、小腿、踝部做捆扎固定，医生与助手将蜘蛛带由上至下依次拉紧。（见图1-3-24）

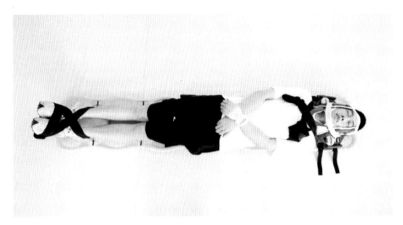

图1-3-24　蜘蛛带固定

（11）头部固定。患者的耳朵一定要在固定器的中间。（见图1-3-25）

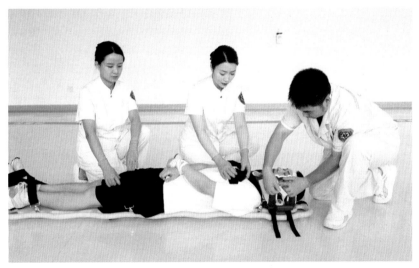

图1-3-25　头部固定

（12）再次检查。固定完后，医生再次对患者进行检查。

（13）搬运患者。医生指挥众人平稳抬起患者，足侧先行。在搬运时，

医生始终位于患者头部，以便随时观察病情。（见图 1-3-26）

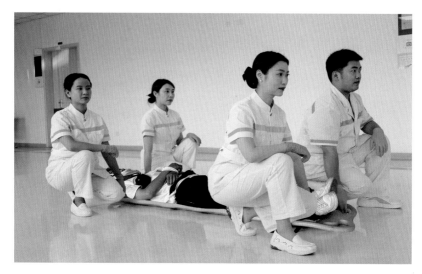

图 1-3-26　搬运患者

7）操作注意事项

（1）搬运脊柱损伤患者时应始终使其脊柱保持伸直位，严禁弯曲或扭转。

（2）各项抢救措施的重要性排序为：环境安全＞生命体征平稳＞开放性创伤、创口止血及严重骨折固定＞搬运。

（3）转运过程中需注意观察患者生命体征和病情变化。

第二章　危重症患者的早期识别与处置

第一节　危重症患者的早期识别与处置原则

危重症医学是急诊医学的核心内容。危重症患者，尤其是意外伤害导致病情危重的患者，发病突然，发病地点常远离医院，发病现场缺乏相应的救护人员和设备，如得不到及时处置，就会危及患者生命，错失最佳抢救时机。因此，对危重症患者必须尽快早期处置，稳定生命体征，为后续进一步诊治提供有利条件。

危重症早期常见的紧急状况有以下几种：脉搏 < 40 次 / 分或 > 130 次 / 分，收缩压 < 90 mmHg* 或比平时低 20 mmHg，呼吸频率 < 12 次 / 分或 > 24 次 / 分，血氧饱和度（SpO_2）< 90%（即使在给予氧疗时），意识丧失或瞳孔不等大，癫痫持续发作，气道阻塞，发绀，无尿等。

一、急诊患者的分级

急诊患者按照病情严重程度从高危到低危分为 4 个级别（见表 2-1-1）：

1 级（濒危者）：病情可能随时危及患者生命，需立即采取挽救生命的干预措施。包括无呼吸 / 无脉搏患者，急性意识障碍患者，以及其他需要采取挽救生命干预措施的患者，这类患者应立即就地抢救。

---

* 1 mmHg ≈ 0.133 kPa。

2级（危重患者）：有潜在生命危险，病情有可能在短时间内进展至1级，或可能导致严重伤残者，包括急性意识模糊、定向力障碍、复合伤、心绞痛等患者，应尽快安排接诊，给予及时处置，并提供必要的监护设备。

3级（急症患者）：患者目前在短时间内没有明确危及生命或严重致残的征象，病情进展为严重疾病和出现并发症的可能性低，但有状态变差的危险，需要急诊处理缓解患者症状，并在一定的时间段内安排患者就诊。

4级（非急症患者）：患者目前没有急性发病症状，无或很少不适，患者无须急诊治疗，如有要求可等待就诊。

表2-1-1　急诊患者分级标准（4级分诊）

类型	预检	定义	分诊要求
1级	收缩压＜70 mmHg，格拉斯哥昏迷评分（GCS）＜9分	生命体征不稳定，需立即抢救；心搏、呼吸骤停，有或紧急需要气管插管，休克，昏迷（短时间），惊厥，多发伤，明确心肌梗死，脑疝	立即诊治
2级	呼吸＞24次/分，脉搏为150~180次/分，收缩压＜80 mmHg，其他项目在正常范围内	生命体征不稳定，有潜在生命危险；内脏性胸痛、气促，含服硝酸甘油不缓解；心电图（ECG）提示急性心肌梗死；呼吸窘迫，非慢性阻塞性肺疾病患者SpO_2＜90%；活动性出血、大面积脑梗死、脑出血	优先诊治（10 min内）
3级	疼痛评分4~6分，体温＞38.5℃，其他项目正常	生命体征不稳定，有状态变差的危险，如急性哮喘、剧烈腹泻、肾绞痛等	优先诊治（30 min内）
4级	各项目在正常范围内	医疗问题不属于真正的急诊范围，可在其他医疗场所包括社区医院、门诊等解决	患者无须急诊治疗，如有要求可等待就诊

简易病情评估法：根据神志、血压、呼吸、脉搏 4 个生命体征快速将急诊患者从重到轻分为 4 个类别：

A 类：极危重，生命体征三项异常，如颅内高压。

B 类：危重，生命体征二项异常，如高血压急症。

C 类：潜危，生命体征一项异常，如快速型心房颤动。

D 类：普通，生命体征正常的患者，如颈椎病。

二、常见危重症

（1）呼吸衰竭：包括急性呼吸衰竭与慢性呼吸衰竭，根据血气分析又可分为Ⅰ型呼吸衰竭（单纯低氧血症）、Ⅱ型呼吸衰竭（同时伴有二氧化碳潴留）。

（2）心力衰竭（简称心衰）：如急性左心衰竭（急性肺水肿）、慢性右心衰竭（双下肢水肿）、全心衰竭和泵衰竭（心源性休克）等。

（3）脑功能衰竭：昏迷、脑卒中、脑水肿、脑疝形成、严重脑挫裂伤、脑死亡等。

（4）休克：由各种因素引起的循环功能衰竭，最终共同表现为有效血容量减少、组织灌注不足、细胞代谢紊乱和功能受损等。

内科常见的危重症包括：①心搏骤停、心肌梗死、心功能不全。②肺功能不全。③肝肾功能不全伴凝血障碍。④脑卒中。⑤严重高血压、糖尿病昏迷等。

外科常见的危重症包括：①严重创伤所致失血性休克或多发伤。②严重颅脑外伤昏迷。③严重烧伤。④严重坏死性胰腺炎、化脓性胆管炎、肠梗阻伴中毒性休克等。⑤重大手术后。

三、危重患者的快速识别

通过对生命"八征"的重点体格检查，可快速识别患者病情是否危重。生命"八征"即体温、脉搏、呼吸、血压、神志、瞳孔、尿量、皮肤黏膜。以下以成人危重患者生命体征为例。

1. 体温

腋温正常值为 36 ~ 37℃，腋温超过 37℃称为发热，多见于感染性疾病；低于 35℃称为低体温，可见于全身衰竭。

2. 脉搏

正常脉率为 60 ~ 100 次 / 分，脉搏有力；同时听诊心音有力，节律整齐，未闻及杂音。脉率＞100 次 / 分，常见于发热、低血钾、甲状腺功能亢进、休克、低氧血症等患者。脉搏短绌指单位时间内脉率少于心率，常见于心房纤颤的患者。细脉指脉搏细而弱，常见于休克、心功能不全等患者。

3. 呼吸

正常情况下呼吸频率为 16 ~ 20 次 / 分、节律规则；同时听诊双肺呼吸音清晰，未闻及干、湿啰音。呼吸异常包括频率异常、深度异常、节律异常、声音异常、呼吸困难。呼吸异常是最敏感的生命指征。

（1）频率异常：呼吸过快，＞ 24 次 / 分，见于发热、疼痛、甲状腺功能亢进等，体温每升高 1℃，呼吸频率增加 3 ~ 4 次 / 分，心率增加 10 次 / 分；呼吸过缓，＜ 12 次 / 分，见于颅内高压、巴比妥类药物中毒等。

（2）深度异常：深度呼吸是一种深而大的呼吸，见于糖尿病酮症酸中毒患者；浅快呼吸是一种浅表而不规则的呼吸，见于呼吸肌麻痹、濒死的患者。

（3）节律异常：潮式呼吸见于中枢神经系统疾病及巴比妥类药物中毒等；间断呼吸指有规律地呼吸几次后，突然停止呼吸，间断几秒后又开始呼吸，常在患者临终时发生。

（4）声音异常：蝉鸣样呼吸，常见于喉头水肿、喉头异物；鼾声呼吸，常见于昏迷、阻塞性睡眠呼吸暂停综合征患者。

（5）呼吸困难：吸气性呼吸困难，常见于气管阻塞、气管异物、喉头水肿等；呼气性呼吸困难，常见于支气管哮喘、阻塞性肺气肿等；混合性呼吸困难，常见于重症肺炎、广泛性肺纤维化、肺不张、大量胸膜腔积液等。

4. 血压

正常收缩压为 90 ~ 139 mmHg 或平均动脉压（MAP）为 70 ~ 105 mmHg（MAP ＝舒张压＋ 1/3 脉压），一旦血压值低于相应范围，结合平素基础血压及相应临床表现需考虑排除休克的可能性，包括低血容量性，分布性，心源性和梗阻性休克。

5. 神志

如果患者烦躁不安，往往提示休克早期；而神志模糊或嗜睡，说明意识障碍进一步加重。焦虑或烦躁不安为意识障碍的一种，务必重视，需检查有无尿潴留、缺氧、心力衰竭、休克、颅内压增高等，不要贸然使用苯二氮䓬类药物。对意识障碍患者使用 GCS 标准评估患者意识障碍或昏迷程度（见表2-1-2），意识状态的显著恶化往往提示代偿机制耗竭或严重的神经系统疾病，需立即进行支持治疗。如发现患者意识改变，应同时观察患者生命体征、瞳孔大小、对光反应、眼球运动等有无改变，以评估患者的中枢神经功能。

表 2-1-2　GCS 标准

项　目	患　者　情　况	评分 / 分
睁眼（E）	自主睁眼	4
	语言刺激睁眼	3
	疼痛刺激睁眼	2
	不睁眼	1
语言（V）	语言正常	5
	语言混乱	4
	用词不恰当	3
	只能发出声音	2
	无语言	1
运动（M）	遵嘱动作	6
	疼痛可定位	5
	疼痛刺激屈曲	4
	疼痛（异常）屈曲	3
	疼痛伸展	2
	疼痛无反应	1

6. 瞳孔

瞳孔正常直径为 2 ~ 5 mm，双侧等大等圆，对光反应灵敏。瞳孔散大并固定提示心跳停止，瞳孔缩小提示有机磷农药、阿片类药物中毒可能，而瞳孔一大一小提示有颅内占位、脑疝形成可能。

7. 尿量

少尿为 24 h 尿量少于 400 ml，或尿量少于 17 ml / h，见于休克、发热、肝肾功能衰竭等患者；无尿为 24 h 尿量少于 100 ml 或 12 h 无尿者；多尿为 24 h 尿量超过 2 500 ml，常见于尿崩症、糖尿病等患者。

8. 皮肤黏膜

发绀表示严重缺氧；苍白为交感神经亢进、血管收缩或贫血；大汗也是交感神经亢进的表现，如果胸痛伴大汗或腹痛伴大汗均要考虑重症。皮肤苍白、四肢湿冷提示休克。皮肤黏膜广泛出血说明凝血功能障碍，提示可能发生了弥散性血管内凝血（DIC）。

四、与死亡相关的征象

与死亡相关的早期征象和相应的晚期征象见表 2-1-3。

表 2-1-3　与死亡相关的早期征象和相应的晚期征象

项　目	早期征象	晚期征象
心血管	外周循环差；收缩压 80 ~ 100 mmHg，或脉搏 40 ~ 49 次 / 分或 121 ~ 140 次 / 分	心搏骤停；收缩压 < 80 mmHg 或脉搏 < 40 次 / 分或 > 140 次 / 分
呼吸	SpO_2 90% ~ 95%，呼吸频率 5 ~ 9 次 / 分、31 ~ 40 次 / 分或气道部分梗阻	SpO_2 < 90%，呼吸频率 < 5 次 / 分或 > 40 次 / 分，或气道完全梗阻 / 喉鸣音
意识水平	意识障碍，GCS 9 ~ 11 分	GCS ≤ 8 分或对语言无反应
尿量	尿量减少或尿量 < 200 ml/8 h	尿量 < 200 ml/24 h 或无尿
动脉血氧分压（PaO_2）/ mmHg	50 ~ 60	< 50

续表

项　目	早期征象	晚期征象
动脉二氧化碳分压（$PaCO_2$）/ mmHg	$51 \sim 60$	> 60
pH 值	$7.2 \sim 7.3$	< 7.2
碱缺失 / （$mmol \cdot L^{-1}$）	$-8 \sim -5$	$\leqslant -8$
收缩压 / mmHg	$181 \sim 240$	> 240

五、急救原则

　　生命健康权优先，就近、就急抢救生命，为后续救治创造时间和条件。处置原则为生命支持、对症处理，评估病情、控制病因，降低风险、获取支援。

　　急救最重要的专业思路与对策：对有生命危险的危重患者，必须先"救人"、再"治病"；先判断，但先不诊断；先对症，但暂不对因；先救命，但暂不治病。

　　最基本的五项急救措施：①纠正体位，保持患者仰卧、侧卧或端坐位。②开放气道，保持患者气道畅通。③有效吸氧，给予患者鼻导管或面罩吸氧。④建立静脉通路，保证静脉通路通畅可靠。⑤纠正水、电解质、酸碱失衡，酌情静脉输液（多选平衡盐溶液和葡萄糖溶液）。

六、护理措施

1. 日常护理

　　（1）密切观察生命体征变化。

　　（2）确认气道通畅，判断通气和循环状态，对有气管插管的患者检查气管插管的位置和气囊容量，确认呼吸机连接正确。

　　（3）确认所有的监测导联线、静脉管道、导尿管通畅并正常工作，确认监护报警设置适当。确认胸膜腔引流管开放并引流通畅。确认胃管运行的通畅和其位置，观察胃管引流有无血性液体。观察尿量和尿的颜色、性质。

（4）遵医嘱测定中心静脉压、肺动脉压等。

（5）检查出血情况：注意伤口有无渗血及胸膜腔引流管的引流量。

（6）观察意识水平，应包括意识状态、瞳孔大小、对光反应及四肢活动变化。

（7）检查特殊用药输注情况，确保给药无误。

（8）观察实验室检查指标，如血钾、血钠、pH 值、碳酸氢根等。

2. 识别病情

当识别到病情发生以下变化或存在潜在变化时，立即通知医生，积极配合医生及时处理，并备好必要的抢救药品和设备。

（1）意识状况发生急性改变。

（2）气道发生堵塞，出现喉鸣音。

（3）呼吸频率发生急性改变，< 8 次 / 分或 > 30 次 / 分。

（4）收缩压发生急性改变，< 90 mmHg。

（5）心率发生急性改变，< 40 次 / 分或 > 150 次 / 分。

（6）动脉血氧饱和度（SaO_2）发生急性改变，吸氧情况下 SaO_2 < 90%。

（7）尿量发生急性改变，4 h 尿量 < 50 ml。

3. 医生到达前的处理

医生到达前，可根据病情使用开口器、准备吸痰、增加液体通道、留取血标本、导尿等。医生到达后准确执行医嘱，做好抢救配合。

4. 特殊处理

对意识丧失、谵妄、躁动的患者，使用床栏、约束带保护具以防患者坠床、受伤等。患者如有压力性损伤，应评估压力性损伤部位、分期、面积并及时处理。

第二节　临床检验危急值处置

一、危急值的概念和意义

危急值（Critical Value）：是指某一临床检验结果与正常参考范围偏离较大，表明患者可能处于生命危急状态而必须立即给予处理的临床预警值。

危急值对患者的抢救具有重要的"开关效应"（Switch Effect），应引起临床医生的高度重视。当危急值出现时，如果能给予患者及时、有效的治疗，则患者生命可以得到挽救；否则就可能失去最佳抢救时机，导致出现严重后果甚至死亡。

二、常用危急值范围

《中国医院协会患者安全目标》连续多年强调临床危急值相关制度，并明确指出危急值项目可根据医院实际情况决定，至少应包括血钙、血钾、血糖、血气、血细胞计数、血小板计数、凝血酶原时间（PT）、活化部分凝血活酶时间（APTT）等。

三、常见实验室检查分述

（一）血常规

1.红细胞与血红蛋白

1）参考值

红细胞与血红蛋白参考值见表 2-2-1。

表 2-2-1　红细胞与血红蛋白参考值

人群	参考值	
	红细胞 /（$10^{12} \cdot L^{-1}$）	血红蛋白 /（$g \cdot L^{-1}$）
成年男性	4.0 ~ 5.5	120 ~ 160
成年女性	3.5 ~ 5.0	110 ~ 150
新生儿	5.0 ~ 7.0	150 ~ 220

2）血红蛋白异常值识别与处理

（1）＜ 70 g/L，考虑输血，但应结合患者的临床状况。

（2）在 70 ~ 100 g/L，应确定贫血的原因，在做血涂片观察红细胞参数及网织红细胞计数基础上，测定血清铁、血清维生素 B_{12} 和叶酸浓度，经治疗后观察血红蛋白的变化。

（3）> 180 g/L（男性）、> 170 g/L（女性），应做其他检查，如白细胞计数、血小板计数、中性粒细胞、碱性磷酸酶、血清维生素 B_{12}、氧分压等，对有症状的患者应予以放血治疗。

（4）> 230 g/L，无论是真性还是继发性红细胞增多症，均必须立即施行放血治疗。

2. 白细胞计数

1）参考值

成人为（4 ~ 10）× 10^9/L，新生儿为（15 ~ 20）× 10^9/L，6 月 ~ 2 岁为（11 ~ 12）× 10^9/L，2 岁以上儿童为（5 ~ 12）× 10^9/L。

2）白细胞异常值识别与处理

（1）< 0.5 × 10^9/L，患者有高度易感染性，应采取相应的预防性治疗及预防感染措施。

（2）< 4 × 10^9/L，为白细胞减少症，应再做其他试验，如白细胞分类计数、观察外周血涂片等，并应询问用药史。

（3）> 10 × 10^9/L，为白细胞增多症，此时做白细胞分类计数有助于分析病因和分型，如果需要应查找感染源。

（4）> 30 × 10^9/L，提示可能为白血病，应进行白细胞分类，观察外周血涂片和进行骨髓检查。

3. 血小板计数

1）参考值

（100 ~ 300）× 10^9/L。

2）血小板异常值识别与处理

（1）对于出血、紧急侵入性操作和手术后患者，通常当血小板计数 < 50 × 10^9/L 时，建议输注血小板，保持血小板计数 > 50 × 10^9/L。若有严重出血或中枢神经系统出血则保持血小板计数 > 100 × 10^9/L。

（2）< 50 × 10^9/L 可致自发性出血。由于自发性出血风险增加应输注血小板。若已有出血，则应立即给予增加血小板的治疗。

（3）> 600 × 10^9/L，属病理状态，若无失血史及脾切除史，应仔细检查是否有恶性疾病的存在。

（4）＞ 1 000×10⁹/L，常出现血栓，若此种血小板增多属于非一过性的，则应给予抗血小板治疗。

（二）尿常规

1. 多尿

成人 24 h 尿量＞ 2 500 ml，儿童 24 h 尿量＞ 3 000 ml 称为多尿。

病理性多尿可见于内分泌疾病（中枢性尿崩症、原发性甲状旁腺功能亢进症、原发性醛固酮增多症）、肾脏疾病和代谢性疾病（糖尿病）等患者。

2. 少尿与无尿

成人 24 h 尿量＜ 400 ml 或尿量＜ 17 ml / h,学龄前儿童 24 h 尿量＜ 300 ml，婴幼儿 24 h 尿量＜ 200 ml, 称为少尿。

成人 24 h 尿量＜ 100 ml，儿童 24 h 尿量＜ 50 ml，称为无尿。

少尿与无尿主要由肾前性（休克、脱水、失血过多、大面积烧伤、高热、心力衰竭、严重创伤、感染及肿瘤压迫等）、肾性和肾后性（输尿管结石、损伤、肿瘤、前列腺肥大、膀胱功能障碍）等因素所致。

3. 血尿

含有一定量红细胞的尿液称为血尿。1 000 ml 尿液所含血量超过 1 ml，外观可见的红色尿液称为肉眼血尿。常见于感染、结石、肿瘤等。

4. 脓尿

最常见于泌尿系统化脓性感染，如肾盂肾炎、膀胱炎、尿道炎。

5. 蛋白尿

尿蛋白定性检查正常为阴性。若尿蛋白定量＞ 100 mg/L 或＞ 150 mg/24 h，尿蛋白定性检查呈阳性，称为蛋白尿。病理性蛋白尿见于各种肾脏及肾脏以外疾病所致的蛋白尿，多为持续性蛋白尿。

6. 糖尿

尿糖定性检查正常为阴性。尿糖定性检查呈阳性的尿液称为糖尿，常见于糖尿病、应激性糖尿等。

7. 酮尿

尿酮体检查正常为阴性。尿酮体检查呈阳性的尿液称为酮尿，常见于糖尿病酮症酸中毒、饥饿、高热、严重呕吐、腹泻等。

（三）凝血功能

1. 活化部分凝血活酶时间

（1）参考值：30 ~ 42 s，延长或缩短＞10 s 为异常。

（2）危急值：≥ 70 s。

（3）临床意义：APTT 是监测普通肝素抗凝治疗的首选指标。APTT 延长提示先天性凝血因子缺乏或后天多种凝血因子缺乏和纤维蛋白原缺乏，提示出血倾向。APTT 缩短见于血栓性疾病和血栓前状态，但灵敏度和特异度差。

2. 血浆凝血酶原时间

（1）参考值：11 ~ 14 s，延长或缩短＞3 s 为异常。

（2）危急值：＞30 s（口服抗凝剂者除外）；＜5 s（高凝状态）。

（3）临床意义：血浆 PT 延长见于凝血因子缺乏、DIC、严重肝病、口服抗凝剂、维生素 K 缺乏等；＞30 s 提示严重的出血倾向。PT 缩短见于血液高凝状态，如 DIC 早期、心肌梗死、脑血栓、多发性骨髓瘤等。

3. 血浆纤维蛋白原

（1）参考值：2 ~ 4 g/L。

（2）危急值：＜1 g / L 或＞8 g / L。

（3）血浆纤维蛋白原（FIB）增高见于高凝状态、糖尿病酮症酸中毒、休克等。FIB 减低见于 DIC、原发性纤溶症、重症肝炎、肝硬化和低（无）纤维蛋白原血症等。

4. 国际标准化比值

1）参考值

0.7 ~ 1.35。

2）临床意义

国际标准化比值（INR）可作为华法林用药监测的指标，INR 目标范围视患者病情而定，一般为 2.0 ~ 3.0。

（1）INR＞10 但无出血，停用华法林，同时口服维生素 K，2.5 ~ 5 mg / 次。每日或隔日监测 INR，必要时重复给予口服维生素 K。当 INR 降至治疗范围时，以减低的维持剂量重新使用华法林。

（2）INR 介于 4.5 ~ 10 但无出血，停用华法林，同时给予或不给予小剂量口服维生素 K（1 ~ 2.5 mg / 次）。

（3）INR < 4.5 且无出血，停用华法林或稍微减低维持剂量，密切监测 INR。

5.血浆 D- 二聚体

（1）参考值：0 ~ 0.256 mg/L。

（2）临床意义：血浆 D- 二聚体（D-dimer）正常可排除深静脉血栓和肺血栓栓塞症。增高见于 DIC、恶性肿瘤、肺血栓栓塞症、深静脉血栓等。

（四）肝功能

1.血清氨基转移酶

（1）参考值：丙氨酸氨基转移酶（ALT）为 5 ~ 40 U/L；天门冬氨酸氨基转移酶（AST）为 8 ~ 40 U/L。

（2）危急值：> 1 000 U/L。

（3）临床意义：血清氨基转移酶异常常见于急性病毒性肝炎，ALT 与 AST 均显著升高，可为正常上限的 20 ~ 50 倍，甚至 100 倍，但 ALT 升高更明显。另外，急性重症肝炎患者病程初期氨基转移酶升高，以 AST 显著，而在症状恶化时，黄疸进行性加重，氨基转移酶活性反而降低，即出现"胆酶分离"现象，提示肝细胞严重坏死，预后差。

2.血清总蛋白和白蛋白、球蛋白

1）参考值

正常成人血清总蛋白为 60 ~ 80 g/L，白蛋白为 40 ~ 55 g/L，球蛋白为 20 ~ 30 g/L。

2）危急值

血清总蛋白 < 30 g/L 或 > 100 g/L；白蛋白 < 20 g/L 或 > 80 g/L。

3）症状

（1）血清总蛋白及白蛋白增高：见于各种原因导致的血液浓缩（严重脱水、休克、饮水量不足）、肾上腺皮质功能减退等。

（2）血清总蛋白及白蛋白降低：见于肝细胞损害、营养不良、水钠潴留或静脉补充过多的晶体溶液、肾病综合征、蛋白丢失性肠病、严重烧伤、急性大失血等。

（3）低蛋白血症：可出现严重水肿及胸膜腔积液、腹腔积液，需积极补充人血白蛋白，尽量提高白蛋白至 30 g/L。

3. 血清总胆红素

1）参考值

成人血清总胆红素（STB）参考值为 3.4 ～ 17.1 μmol/L。

2）临床意义

（1）根据 STB 判断有无黄疸、黄疸程度及演变过程：STB 17.1 ～ ≤ 34.2 μmol/L 为隐性黄疸或亚临床黄疸；34.2 ～ ≤ 171 μmol/L 为轻度黄疸；171 ～ ≤ 342 μmol/L 为中度黄疸；> 342 μmol/L 为高度黄疸。

（2）根据 STB 推断黄疸病因：溶血性黄疸通常 STB < 85.5 μmol/L，肝细胞性黄疸 STB 为 17.1 ～ 171 μmol/L，不完全性梗阻性黄疸 STB 为 171 ～ 265 μmol/L，完全性梗阻性黄疸通常 STB > 342 μmol/L。

（3）根据 STB、结合胆红素及非结合胆红素增高程度判断黄疸类型：若 STB 增高伴非结合胆红素明显增高提示为溶血性黄疸，总胆红素增高伴结合胆红素明显升高为梗阻性黄疸，三者均增高为肝细胞性黄疸。

（五）肾功能

1. 血尿素氮

（1）成人血尿素氮（BUN）参考值：3.2 ～ 7.1 mmol/L。

（2）危急值：< 1.1 mmol/L 或 > 28.6 mmol/L。

（3）BUN 降低较为少见，多提示严重肝病。

（4）BUN 增高：见于高热、大面积烧伤、严重创伤、大手术后、甲状腺功能亢进、高蛋白饮食等蛋白质分解或摄入过多时；严重脱水、大量腹水、心功能衰竭、肝肾综合征等导致血容量不足时；急慢性肾衰竭。

2. 血清肌酐

（1）参考值：男性为 53 ～ 106 μmol/L，女性为 44 ～ 97 μmol/L。

（2）危急值：> 450 μmol/L（大多）或 > 707 μmol/L（肾透析值）。

（3）血清肌酐（Cr）升高：见于各种原因引起的肾小球滤过功能减退。

（六）电解质

1. 血钾

1）参考值

3.5 ～ 5.5 mmol/L。

2）危急值

＜ 2.5 mmol/L 或＞ 6.2 mmol/L。

3）症状

（1）轻度低钾血症：血钾为 3.0 ～ 3.5 mmol/L 可能会出现虚弱和（或）心律失常，应予以合适的口服补钾治疗。

（2）中度低钾血症：血钾为 2.5 ～ 3.0 mmol/L。

（3）重度低钾血症：血钾＜ 2.5 mmol/L。

（4）高钾血症：血钾＞ 5.8 mmol/L。出现这种情况，首先应排除试管内溶血造成的高血钾，再借助其他试验查找高血钾原因，并考虑是否有肾小球疾病。若血钾＞ 7.5 mmol/L，考虑与心律失常有关，故必须给予合适治疗（首先应排除试管内溶血造成的高血钾）。

4）低钾血症处理

（1）立即遵医嘱口服或静脉补钾。

（2）严格掌握静脉补钾原则（速度不宜过快，不超过 1.5 g / h；剂量不宜过多，每日 6 ～ 8 g 即可；浓度不宜过高，不超过 3 g / L；见尿补钾，尿量超过 30 ml/h 时补钾），指导患者餐后服药，减少胃肠道反应。

（3）停用排钾利尿剂，指导患者进食含钾丰富的食物，如香蕉、橙汁、红枣、香菇等。

5）高钾血症处理

（1）葡萄糖酸钙：治疗后 1 ～ 3 min 即可见效，持续时间仅 30 ～ 60 min。

（2）碳酸氢钠：用后 5 ～ 10 min 起作用，持续到静脉滴注结束后 2 h，还可纠正酸中毒。

（3）葡萄糖和胰岛素：50 g 葡萄糖加 10 U 胰岛素，1 h 滴完。开始后 30 min 起效，持续 4 ～ 6 h。

（4）呋塞米：可促使钾从肾脏排出，存在肾功能障碍时效果差。

（5）透析：为最快和最有效的方法。

2.血钠

1）参考值

135 ～ 145 mmol/L。

2）危急值

＜ 115 mmol/L 或＞ 160 mmol/L。

3）症状

（1）血钠在 110 ～ 115 mmol/L，患者易发生精神错乱、疲劳、头疼、恶心、呕吐和厌食；＜ 110 mmol/ L 时，患者极易发生抽搐、半昏迷和昏迷，故在血钠降至 115 mmol/L 时，应尽快确定其严重程度，并及时进行治疗。

（2）血钠＜ 135 mmol/ L：应考虑多种可能引起低钠血症的原因，并加做辅助试验，如血清渗透压、血钾浓度及尿液检查等。

（3）血钠＞ 145 mmol/L：应认真考虑多种可能引起高钠血症的原因。

4）低钠血症及高钠血症处理

（1）血钠＜ 120 mmol / L 宜采用 3 ％ 氯化钠溶液静脉输液 ［ 0.5 ～ 2 ml/（kg·h）］，一般要求 24 h 内血钠升高不超过 10 mmol/ L。有严重颅内压升高症状时可用甘露醇等脱水剂。对抗利尿激素分泌失调综合征（SIADH），应限制水的入量，必要时给予利尿剂，并适当补充排尿所丢失的钠量。

（2）血钠＞ 160 mmol/L，尽可能去除病因或针对病因进行治疗。如缺水，立即让患者饮水即可纠正高钠血症。对于失水过多和钠排泄障碍所引起者则采取不同的方法治疗。

3. 血钙

1）参考值

2.25 ～ 2.65 mmol/L。

2）危急值

＜ 1.75 mmol/L 或＞ 3.37 mmol/L。

3）症状

（1）血钙＜ 1.75 mmol/L，可引起手足抽搐、肌强直等严重情况，故应根据白蛋白浓度情况，立即采取治疗措施。

（2）血钙＞ 2.74 mmol/L，应及时确定引起血钙升高的原因，其中的一个原因是甲状旁腺功能亢进。

（3）血钙＞ 3.37 mmol/L，可引起中毒而出现高血钙性昏迷，故应及时采取有力的治疗措施。

4）低钙血症及高钙血症处理

（1）血钙 < 1.75 mmol/L 应紧急处理以防止出现致命性喉头痉挛。可将 100 ~ 200 mg 元素钙加入 50 ~ 100 ml 5% 葡萄糖溶液中缓慢静脉推注 10 min 以上，继以 1 ~ 2 mg /（kg·h）的速度静脉维持 6 ~ 12 h。正在服用地高辛的患者要特别当心，因为钙可以增强地高辛的药效，甚至导致心搏骤停。

（2）血钙 > 3.37 mmol/L 即高血钙危象。不管有无症状均应紧急处理。治疗方法包括：①扩充血容量，可使血钙稀释，增加尿钙排泄。只要患者心脏功能可以耐受，在监测血钙和其他电解质、血流动力学变化的情况下，可输入较大量的生理盐水。②增加尿钙排泄，用袢利尿剂可增加尿钙排泄。③减少骨的重吸收，用双膦酸盐以减少骨的重吸收，使血钙不被动员进入血液。④治疗原发性疾病。

（七）血糖

1. 参考值

空腹血糖为 3.9 ~ 6.1 mmol/L。

2. 危急值

< 2.7 mmol/L 或 > 22.2 mmol/L。

3. 低血糖

非糖尿病患者禁食后 12 h 血糖测定值低于 2.8 mmol/L，接受药物治疗的糖尿病患者空腹血糖低于 3.9 mmol/L 则为低血糖，可出现焦虑、出汗、颤抖和虚弱等症状，若反应发生较慢，且以易怒、嗜睡、头痛为主要症状，则应做其他试验，以查找原因。

4. 低血糖急救措施

（1）绝对卧床休息，迅速补充葡萄糖是决定预后的关键。及时补糖将使症状完全缓解；延误治疗则可能出现不可逆的脑损害。因此，应强调在低血糖发作的当时，立即给予任何含糖较高的物质，如饼干、果汁等。重症者应注意勿使食物呛入气管吸入肺中，以免引起吸入性肺炎或肺不张。

（2）能自己进食的低血糖患者，饮食应低糖、高蛋白、高脂肪、少食多餐，必要时睡前加餐一次。

（3）静脉推注 50% 葡萄糖液 40 ~ 60 ml 是低血糖抢救最常用和有效的

方法。若病情不严重，尚未造成严重脑功能损害，采用该方法后患者症状可迅速缓解，神志可立即清醒。

5.高血糖处理

1）血糖大于 22.2 mmol/L

谨防酮症酸中毒。应进行补液——先盐后糖、先快后慢。补液总量按体重（kg）的 10% 估算，成人一般为 4 ~ 6 L。

2）补液及胰岛素

（1）补液：前 4 h，输入总失水量的 1/3 ~ 1/2；前 12 h，输入总失水量的 2/3；其余部分在 24 ~ 28 h 补足。

（2）胰岛素：生理盐水（NS）500 ml ＋胰岛素 20 U 以 4 ~ 6 U/h 即 30 ~ 50 滴 / min 的速度静脉滴注。每小时复查血糖、尿酮体等，若血糖下降速度＜ 1.2 mmol/h，胰岛素用量加倍；若血糖下降速度＞ 6.1 mmol/h，胰岛素用量则减少 1/3。

（3）血糖降至 13.9 mmol/ L 时，改输 5% 葡萄糖液（GS）500 ml ＋胰岛素 12 U 以 4 ~ 6 U/h 即 50 ~ 80 滴 /min 的速度静脉滴注。

（4）血糖降至 11.2 mmol/ L 时，输 5% GS 500 ml ＋胰岛素 8 U 以上述速度静脉滴注。

（5）血糖降至 8.4 mmol/L 左右时，输 5%GS 500 ml ＋胰岛素 6 U 以上述速度静脉滴注。

（八）心肌损伤、心衰标志物

1.肌酸激酶

（1）参考值：10 ~ 100 U/L。

（2）危急值：＞ 1 800 U/L。

（3）肌酸激酶（CK）增高，见于：①急性心肌梗死（AMI），发病 3 ~ 8 h 明显增高，10 ~ 36 h 达高峰，3 ~ 4 d 恢复正常，增高程度与梗死面积成正比，峰值时间提前有助于判断溶栓后的再灌注情况。②心肌炎和肌肉疾病，心脏或非心脏手术均可致 CK 增高，增高幅度与肌肉损伤程度、手术范围、手术时间有关。

2.肌酸激酶同工酶

（1）参考值：0 ~ 18 U/L。

（2）危急值：> 50 U/L。

（3）肌酸激酶同工酶（CK-MB）增高：对 AMI 早期诊断的灵敏度高于总 CK，一般发病 4 h 内增高，16 ~ 24 h 达高峰，72 ~ 96 h 恢复正常；也可见于其他心肌损伤，如心绞痛、心包炎、心房颤动等。

3.乳酸脱氢酶

1）参考值

120 ~ 250 U/L。

2）危急值

AMI 时乳酸脱氢酶（LD）的升高倍数多为 5 ~ 6 倍，个别可高达 10 倍。

3）临床意义

（1）心肌损伤时主要是 LD 同工酶（LD_1）增高，因此测定 LD_1 才对 AMI 诊断有意义。发生心肌损伤时，心肌细胞膜破裂，线粒体、胞质内物质外漏到细胞间液及外周血中。LD 及其同工酶 LD_1 在 AMI 发作后 8 ~ 12 h 开始升高，48 ~ 72 h 达高峰，7 ~ 12 d 恢复正常。

（2）连续测定 LD，对于就诊较迟，CK 已恢复正常的急性心肌梗死患者有一定的参考价值。

4.高敏肌钙蛋白 T

1）参考值

0 ~ 0.014 ng / L。

2）危急值

> 0.1ng / L。

3）临床意义

（1）高敏肌钙蛋白 T（hscTnT）是诊断 AMI 的确定性标志物，发病后 1 ~ 3 h 可以增高，特异性优于 CK-MB，还可判断 AMI 溶栓治疗后再灌注情况。

（2）可诊断不稳定型心绞痛的微小心肌损伤，并有助于判断预后。

（3）钝性心肌外伤、心肌挫伤、药物损伤、左心衰竭时 hscTnT 升高。

5.脑钠肽前体

脑钠肽前体 （NT-proBNP）诊断心衰的截点见表 2-2-2。

表 2-2-2　NT-proBNP 诊断心衰的截点

项目	年龄 / 岁	NT-proBNP 最佳截点 /（pg·ml^{-1}）
"诊断"心衰	＜ 50	＞ 450
	50 ～ 75	＞ 900
	＞ 75	＞ 1 800
"排除"心衰	非年龄依赖性	＜ 300

NT-proBNP 值大于 5 000 pg/ml，说明患者预后较差；需按心衰规范化治疗。

（九）血气分析

1. 动脉血氧分压

（1）参考值：95 ～ 100 mmHg。

（2）危急值：＜ 40 mmHg。

（3）临床意义：动脉血氧分压（PaO$_2$）＜ 40 mmHg 提示重度低氧血症；PaO$_2$ ≤ 20 mmHg 提示脑细胞已难以从血液中获得氧气，是生命危险信号。

2. 动脉血二氧化碳分压

（1）参考值：35 ～ 45 mmHg。

（2）危急值：＞ 70 mmHg 或 ＜ 20 mmHg。

（3）临床意义：动脉血二氧化碳分压（PaCO$_2$）＞ 70 mmHg 提示严重呼吸性酸中毒，有发生肺性脑病的可能，PaCO$_2$ ＜ 20 mmHg 提示严重呼吸性碱中毒。

3. pH 值

（1）参考值：7.35 ～ 7.45。

（2）危急值：＞ 7.6 或 ＜ 7.2。

（3）临床意义：pH 值 ＜ 7.2 提示严重酸中毒，人体组织细胞耐受极限为 6.8；pH 值＞ 7.6 提示严重碱中毒，人体组织细胞耐受极限为 7.8。

4. 实测碳酸氢根离子

（1）参考值：22 ～ 27 mmHg。

（2）危急值：≤ 12 mmol/L 或≥ 45 mmol/L。

（3）临床意义：实测碳酸氢根离子（HCO_3^-）≤ 12 mmol/L 提示严重代谢性酸中毒；实测 HCO_3^- ≥ 45 mmol/L 提示严重代谢性碱中毒。

（十）血淀粉酶

（1）参考值：35 ～ 135 U/L。

（2）危急值：＞ 600 U/L。

（3）临床意义：血淀粉酶升高最常见的病因是急性胰腺炎，但血淀粉酶升高亦可见于胰腺癌、急性胆囊炎、胆管梗阻、肠胃炎、服用镇静剂（如吗啡）等。血淀粉酶升高超过正常值的 3 倍结合上腹部持续性疼痛和（或）腹部影像学符合胰腺炎改变可确定急性胰腺炎的诊断。

实验室检查有一些局限性，比如特异性不强、敏感度不够，容易受各种因素的影响等，所以在解释结果时，需要结合患者的情况全面考虑才能更好发挥其重要作用。

四、临床检验危急值报告及处理流程

各医技科室全体工作人员应熟练掌握各种危急值项目的危急值范围及其临床意义。在确认检查结果为危急值后，应立即报告患者所在临床科室，不得瞒报、漏报或延迟报告，并详细做好相关记录。临床科室接到危急值报告后，应立即采取相应措施，抢救患者，确保其生命安全。下面以护士接到危急值报告的处理流程为例，见图 2-2-1。

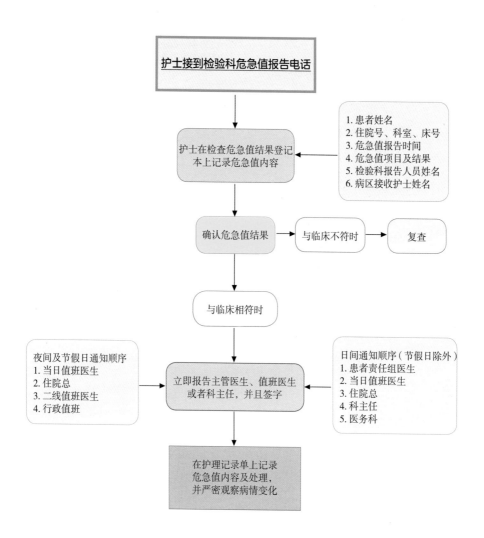

图 2-2-1 护士接到危急值报告的处理流程

危急值报告相关工作重点如下。

（1）当检查结果出现危急值时，检查者首先要确认仪器和检查过程是否正常，在确认仪器及检查过程各环节无异常的情况下，立即复查，复查结果与第一次结果吻合无误后，检查者立即电话通知患者所在临床科室或门急诊值班医护人员，并在检查危急值结果登记本上详细记录，记录检查日期、患者姓名、性别、年龄、科别、住院号、检查项目、检查结果、复查结果、临床联系人、联系电话、联系时间、报告人、备注等项目，并将检查结果发出。检验科对原标本妥善处理后冷藏保存一天以上，以便复查。

（2）临床科室接到危急值报告后，须紧急通知主管医生、值班医生或科主任，临床医生需立即对患者采取相应诊治措施，并于 6 h 内在病程记录中记录接收到的危急值检查报告结果和采取的诊治措施。

（3）临床医生和护士在接到危急值报告后，如果认为该结果与患者的临床病情不相符或标本的采集有问题，应重新留取标本送检进行复查。如复查结果与上次一致或误差在许可范围内，检查科室应重新向临床科室报告危急值，并在报告单上注明"已复查"。报告与记录均遵循"谁报告，谁记录"的原则。

（4）危急值报告涉及所有部门及病区患者，重点对象是急诊科、手术室、各类重症监护病房等部门的急危重症患者。

（5）为了确保该制度能够得到严格执行，相关职能部门应定期对所有与危急值报告有关的科室工作人员，包括临床医护人员进行培训，内容包括危急值范围及报告、处理流程。

（6）危急值报告应列为科室管理评价的一项重要考核内容。医务科对科室的危急值报告工作定期检查并总结，重点追踪了解患者病情的变化，或是否由于有了危急值的报告而有所改善，提出危急值报告的持续改进措施。

第三节　危重症患者护理常规

一、心搏骤停患者护理常规

（一）定义

心搏骤停，是指心脏射血功能的突然终止，大动脉搏动与心音消失，重要器官（如脑）严重缺血、缺氧，导致生命终止。这种出乎意料的突然死亡，医学上又称猝死。

（二）护理评估与观察要点

（1）迅速判断患者意识，同时快速检查呼吸，判断患者颈动脉搏动。

（2）尽快呼救，取得支援及抢救设备。

（3）评估患者既往疾病，如器质性心脏病、心力衰竭终末期、严重心肌疾病、有无心脏性猝死家族史。

（4）皮肤改变：苍白或发绀。

（5）瞳孔散大，大小便失禁，直接、间接对光反射消失。

（三）辅助检查和治疗要点

1.辅助检查

（1）心电图检查：心电图是诊断心肌梗死、心律失常、心搏骤停等最简单易行的、最常用的诊断方法，具有确诊价值。

（2）影像学检查：心脏彩超是能动态观察各心腔内结构、心脏的搏动和血液动力学方面的检查，对心肌梗死、心律失常、心搏骤停等均有特殊显示。

（3）实验室检查：可常规进行血脂、血糖、心肌标志物、肝肾功能等相关检查，作为危险因素评估依据，对心源性猝死进行危险分层及判断预后。

2.治疗要点

（1）正确识别心搏骤停。

（2）一旦确定心搏骤停，立即开展 CPR。

（3）建立静脉通路，改善体循环。

（四）护理措施

（1）迅速判断患者意识状态、呼吸、心跳情况。

（2）尽快呼救，请周围人员通知医生抢救患者，其余人员备好抢救设备。

（3）将患者置于硬板床或背部坚实的平面（木板、地板、水泥等）上，取去枕仰卧位，双手放于两侧，确保身体无扭曲，松解衣裤。

（4）一旦确认患者呼吸、心搏骤停，立即开展 CPR。

CPR 及电除颤技术的详细内容，见"第一章　第一节　心肺复苏及自动体外除颤器治疗"。

（5）CPR 的过程中密切观察有效指征：①能摸到大动脉搏动，收缩压在 60 mmHg 以上。②自主呼吸恢复，观察患者的胸廓，可以看到其连续的收缩与舒张。③末梢循环改善，面色、口唇、甲床及皮肤等色泽逐渐转为红润。④散大的瞳孔缩小，恢复对光反射。⑤呼吸改善或出现自主呼吸。⑥昏迷变浅或出现反射或挣扎。⑦生理反射恢复，膝跳反射、腹壁反射逐渐恢复。⑧心电图波形改善。

（6）迅速建立有效的静脉给药通道，遵医嘱及时准确给予各种抢救药物。纠正水、电解质和酸碱平衡失调，并密切观察药物的效果。

（7）进行心电监护，准备呼吸机等高级生命支持设备。

（五）健康宣教

（1）复苏成功后，及时安抚患者，使患者保持情绪稳定，配合治疗。

（2）与家属沟通，获得理解和支持。

二、　急性呼吸衰竭患者护理常规

（一）定义

急性呼吸衰竭是指原呼吸功能正常，由各种原因引起的肺通气和（或）换气功能严重不全，以致不能进行有效的气体交换，导致缺氧和（或）二氧化碳潴留，$PaO_2 < 60$ mmHg 或血氧浓度 $< 90\%$，伴或不伴有 $PaCO_2 > 50$ mmHg，从而引起一系列生理功能紊乱的临床综合征。

（二）护理评估与观察要点

（1）评估呼吸衰竭的程度、类型及患者神志。

（2）评估患者既往基础疾病，有无慢性支气管炎、支气管哮喘、支气管扩张、肺结核、慢性阻塞性肺疾病等病史，有无肺性脑病症状。

（3）注意观察皮肤色泽及有无休克症状。

（4）监测动脉血气分析和各项化验结果变化。

（5）观察用药情况：药物作用和副作用（尤其是呼吸兴奋剂）。

（6）评估机械通气患者的缺氧程度和通气效果。

（三）辅助检查和治疗要点

1. 辅助检查

（1）动脉血气分析：最重要的指标。静息状态下 $PaO_2 < 60 \text{ mmHg}$，$PaCO_2 > 50 \text{ mmHg}$ 为 II 型呼吸衰竭，单纯动脉血氧分压降低则为 I 型呼吸衰竭。

（2）肺功能检查：可判断原发疾病的种类和严重程度。

（3）影像学检查：有助于对引起呼吸衰竭病因的判断。

（4）纤维支气管镜检查：对于明确大气道情况和取得病理学证据有重要意义。

2. 治疗要点

（1）保持呼吸道通畅：①清除呼吸道分泌物及异物，若患者昏迷用仰头－抬颏法打开气道。②缓解支气管痉挛。③建立人工气道。

（2）氧疗：氧疗的目的是纠正低氧血症。通常采用非正压给氧法（鼻导管、鼻塞、面罩）和气道正压给氧法，维持动脉血氧饱和度在90%以上，同时预防高碳酸血症和氧中毒发生。对于肺内分流引起的低氧血症，非正压给氧法无效，必须采用无创面罩气道正压给氧、气管插管或气管切开气道正压给氧，使萎陷的肺泡复张参与气体交换，才能纠正低氧血症。

（3）机械通气：机械通气是治疗呼吸衰竭的重要措施之一，采用无创还是有创机械通气应根据患者的基础病因和呼吸衰竭的严重程度决定。

（4）病因治疗：治疗原发疾病。

（5）对症支持疗法：处理电解质、酸碱平衡失调，肺性脑病等并发症，尤其注意防治多器官功能障碍综合征（MODS）；注意保证充足的营养及能量供给。

（四）护理措施

1. 休息与体位

卧床休息。协助患者取舒适且利于改善呼吸状态的体位，一般取半卧位或坐位。

2. 防止低氧血症和降低氧耗

临床护理过程中可采取多种措施防止低氧血症和降低氧耗，吸痰前后充分氧合，尽量减少对患者进行不必要的操作。各种操作间隙让患者得到充分休息和恢复，限制患者活动、镇静、控制焦虑、控制高热等措施可降低氧耗。

3. 饮食护理

能进食者，鼓励患者多进食高能量、高蛋白、高维生素、易消化、无刺激的流质或半流质食物；不能自行进食者予以鼻饲饮食或肠外营养。

4. 保持呼吸道通畅

（1）鼓励患者咳嗽、咳痰，更换体位和多饮水。

（2）危重患者每 1 ~ 2 h 翻身拍背一次，帮助排痰。对建立人工气道的患者，应加强气道管理，必要时给予机械吸痰。

（3）神志清醒者可做雾化吸入，2 ~ 3 次 / 日，10 ~ 20 min/ 次。

5. 合理用氧

（1）对 Ⅱ 型呼吸衰竭患者应给予低浓度（25% ~ 29%）、低流量（1 ~ 2 L/min）鼻导管持续吸氧，如配合使用呼吸机和呼吸中枢兴奋剂可稍提高给氧浓度。

（2）对危重患者或使用机械通气者应做好护理记录，并保持床位平整、干燥，预防发生压力性损伤。

（3）严密观察病情变化。警惕休克、肺性脑病及消化道出血等并发症。一旦发现，及时报告和处理，做好记录。

（4）对使用鼻罩或口鼻面罩加压辅助机械通气者，做好该项有关护理。

（5）病情危重患者建立人工气道（气管插管或气管切开）应按人工气道护理要求护理。建立人工气道接呼吸机进行机械通气时应按机械通气护理要求护理。

6. 遵医嘱给予治疗

注意观察药物作用和副作用。使用呼吸兴奋剂时，必须保持呼吸道通畅；对烦躁不安、失眠者，慎用镇静剂，以防引起呼吸抑制。

7. 给予心理支持

安慰患者，缓解或消除患者的害怕、紧张和恐惧情绪。

8. 用药护理

（1）遵医嘱选择使用有效的抗生素控制呼吸道感染。

（2）遵医嘱使用呼吸兴奋剂，必须保持呼吸道通畅。注意观察用药后反应，以防药物过量；对烦躁不安、夜间失眠患者，慎用镇静剂，以防引起呼吸抑制。

（五）健康宣教

（1）向患者讲解疾病的发病机制、发展和转归。

（2）指导患者进行呼吸功能锻炼：如缩唇呼吸、腹式呼吸；教会患者及家属有效咳嗽、咳痰、体位引流及拍背等方法以改善通气。

（3）鼓励患者适当进行家务活动，尽可能下床活动。

（4）预防上呼吸道感染，保暖，季节交换和流行性感冒流行的季节少外出，少去公共场所。

（5）劝告患者戒烟，如有感冒尽量就医，避免感染加重。

（6）鼓励家属多予以陪伴和照顾。

三、肺栓塞患者护理常规

（一）定义

肺栓塞（PE）是指各种栓子阻塞肺动脉系统时所引起的一组以肺循环和呼吸功能障碍为主要临床表现和病理生理特征的临床综合征，包括肺血栓栓塞症（PTE）、脂肪栓塞、羊水栓塞、肿瘤栓塞、空气栓塞、异物栓塞等，其中 PTE 为肺栓塞的最常见类型。

（二）护理评估与观察要点

（1）呼吸困难及气短：为肺栓塞最重要的临床表现，轻症患者有阵发性过度换气、活动时气短；严重者呼吸困难，突然出现恐怖感、濒死感，呼吸频率增快为 40 ~ 50 次 / 分，伴发绀。

（2）胸痛：常为患侧胸部钝痛。可表现为类似胸膜炎样的胸痛，随呼吸运动而加重；也可发生心肌梗死样的疼痛，部位在胸骨前，向肩和颈部放射，其疼痛程度难以忍受。

（3）头晕、昏厥：提示有大栓子存在，伴有脑供血不足的症状。

（4）咳嗽：多为干咳，无痰。

（5）咯血：当有肺梗死或充血性肺不张存在时，可出现咯血，均为小量咯血，大量咯血极少见。

（6）休克：约 10% 患者可发生休克，发生休克的均为巨大栓塞，常伴有肺动脉的反射性痉挛，可致心输出量急剧下降，血压下降，患者常常有大汗淋漓、焦虑等症状，严重者可猝死。

（7）体征：常见有呼吸急促、面色苍白或口唇及指端等末梢发绀，肢体皮肤呈花斑色，肺部局限性湿啰音、哮鸣音、胸膜摩擦音以及心动过速、奔马律、肺动脉第二心音亢进、血管性杂音等。

（三）辅助检查和治疗要点

1. 辅助检查

（1）心电图检查：大多数病例有非特异性的心电图异常。部分病例可见 I 导联 S 波加深，III 导联出现 Q 波及 T 波倒置，其他心电图改变有 ST 段异常、完全或不完全右束支传导阻滞、肺型 P 波、电轴右偏等。心电图改变多在发病后即刻出现，以后随病程的发展而变化。

（2）动脉血气：可呈现低氧血症、低碳酸血症及肺泡动脉 – 血氧分压差增大。

（3）血浆 D– 二聚体：是交联纤维蛋白在系统作用下产生的可溶性降解产物，是有效的筛选方法。

（4）影像学检查：可进行胸部 X 线检查、螺旋 CT 和 CT 造影、磁共振（MRI）、肺动脉造影等。

2. 治疗要点

除吸氧、镇痛、纠正休克和心力衰竭以及舒张支气管等对症治疗措施外，特异性方法包括抗凝、溶栓和手术治疗。

（四）护理措施

（1）密切观察病情变化：持续使用多参数监护仪进行监测，严密观察心率、心律、呼吸、血压、血氧饱和度的变化。每 15 ~ 30 min 记录一次，同时观察患者发绀、胸闷、憋气、胸部疼痛有无改善，有无咳嗽及尿量等变化，监测患者有无烦躁不安、嗜睡、意识模糊、定向力障碍等脑缺氧的表现。

（2）及时、准确记录 24 h 出入量，控制输液速度，抢救时例外。

（3）密切观察各种药物的效果及副作用。

（4）溶栓治疗护理：注意观察患者皮肤黏膜、牙龈、胃肠道有无出血，注射部位有无血肿。注意测血压时袖带不可长时间捆绑患者手臂，必要时采用手动测血压。要定时监测出凝血时间、凝血酶原时间及大便隐血情况。

（5）休息与活动：绝对卧床休息 2～3 周，保持大便通畅，避免便秘、咳嗽等，不可过度屈曲下肢，不能做双下肢用力的动作及做双下肢按摩、冷热敷，以免栓子脱落，造成再栓塞。抬高患肢，以利静脉血的回流。密切观察患肢的皮肤颜色、温度、水肿程度。

（6）呼吸道护理：①保持呼吸道通畅。取半坐卧位或高枕卧位，吸氧，按需吸痰，无菌操作。另外腹压不宜过大，动作要轻柔，要注意观察呼吸、心率、血压、血氧饱和度的变化，适当提高给氧浓度。同时做好气道湿化，防止痰痂形成，阻塞气道。②保持病室清洁及适宜的温度、湿度，室温为 20℃ 左右，湿度为 50%～60%。③呼吸平稳后指导患者做深呼吸，促进肺复张。

（7）基础护理：满足患者饮水、进食以及大小便等基本生活需求。做好口腔护理，保持口腔清洁。保持床铺整洁、干净、舒适。

（8）饮食护理：给予低盐、清淡、易消化饮食，少食多餐，少食速溶性易发酵食物，以免引起腹胀。保持大便通畅，以免因腹腔压力突然增高使深静脉血栓脱落，必要时给予缓泻剂。

（9）体位：发生空气栓塞的患者，应安置于头低足高位和左侧卧位。因头低足高位在吸气时可增加胸腔内压力，而减少空气进入静脉；左侧卧位可使肺动脉的位置低于右心室，使气泡向上飘移至右心室尖部，以避开肺动脉入口，并随着心脏的舒缩，空气被混成泡沫，使较大的气泡破碎，分次小量进入肺动脉内逐渐被吸收。

（10）心理护理：对患者进行疏导、安慰、解释、鼓励。

（五）健康宣教

（1）向患者讲解肺栓塞的诱因、病因和病理生理；深静脉血栓的症状和体征（小腿深部锐痛、压痛、皮肤压红）。

（2）向患者讲解预防深静脉血栓的措施。适当增加液体摄入，防止血液浓缩，有高脂血症、糖尿病等导致高血液凝固性病史的患者应积极治疗原发病。有血栓形成高风险的患者，应指导患者按医嘱使用抗凝剂。

（3）告知急性深静脉血栓患者，需卧床休息 1～2 周，使血栓紧黏附于静脉内壁，减轻局部疼痛，促使炎症反应消退。在此期间，避免用力排便以防血栓脱落导致肺栓塞。需抬高患肢高于心脏水平，离床 20 ~ 30 cm，将膝关节安置于稍屈曲位。

四、创伤失血性休克患者护理常规

（一）定义

创伤失血性休克是指创伤造成机体大量失血而致有效循环血量减少、组织灌注不足、细胞代谢紊乱和器官功能受损的病理生理过程。

（二）护理评估与观察要点

（1）脉搏：脉搏增快是早期诊断的依据。

（2）休克指数：休克指数 = 脉率 / 收缩压（mmHg），正常为 0.5 左右。休克指数为 1，提示血容量丧失 20% ~ 30%；休克指数为 1 ~ 2 时，提示血容量丧失 30% ~ 50%。一般认为休克指数值越大，疾病的病情越严重，病死率越高，需要给予重视。

（3）意识：休克代偿期可能出现神志淡漠、反应迟钝甚至昏迷。

（4）尿量：正常人尿量约 50 ml/h。休克时肾脏血流量减少，尿的滤过量下降，尿量减少是观察休克的重要指标。可采用留置尿管持续监测尿量、尿比重、尿蛋白和 pH 值。

（5）中心静脉压（CVP）：中心静脉压的正常值为 5 ~ 12 cmH$_2$O[*]。在中心静脉压小于 5 cmH$_2$O 时，表示血容量不足；超过 15 cmH$_2$O 时，提示可能存在心功能不全；超过 20 cmH$_2$O 时，则可能为心力衰竭。

（三）辅助检查与治疗要点

1.辅助检查

（1）影像学检查：头、胸部、腰腹部 CT，确定有无内脏出血。

（2）实验室检查：了解血红蛋白、红细胞的变化。

（3）血气分析检查：观察乳酸值是否偏高，从而确定是否存在组织缺氧。

---

[*] 1 cmH$_2$O ≈ 0.098 kPa。

2. 治疗要点

治疗原则：应尽早去除病因，迅速恢复有效循环血容量，纠正微循环障碍，增强心肺功能，恢复人体正常代谢。

（1）控制出血、扩容、纠正组织微循环障碍。

（2）妥善、及时地固定受伤的部位，避免二次伤害。

（3）对危及生命的创伤，如开放式张力性气胸、血气胸，做必要的紧急处理，建议使用抗生素，以免继发感染。

（4）适当镇痛、镇静。

（四）护理措施

1. 维持生命体征平稳

严重休克患者应安置在加强监护病房（ICU），病室内保持温度为 22～28℃，湿度为 70% 左右，保持空气新鲜，通风良好。患者可采取休克体位（中凹卧位），头足抬高 20°～30° 以增加回心血量。及早建立 2～3 条静脉通路，恢复有效循环容量，维持血压，准确记录出入量，必要时中心静脉置管、监测小时尿量。

保持呼吸道通畅，防止窒息。及时、彻底清除患者口、鼻内分泌物、血块等，口腔内置放口咽通气管，解除舌后坠、眼部血肿、颅底骨折等影响呼吸道通畅的因素。对呼吸骤停者行人工呼吸，应用中枢兴奋剂，配合医生行气管插管，给予辅助呼吸及高浓度吸氧。尽早使用抗休克裤压迫下肢，起到自体输血的作用。对躁动患者做好评估，进行适当约束。及时处理危及生命的病情，如进行止血、创伤制动、清除呼吸道阻塞等。

2. 密切监测病情

（1）观察生命体征、神志、尿量的变化：随时动态观察患者病情并予以记录，及时了解各种检查结果。

（2）监测重要脏器的功能：观察是否有出血现象，一旦发现皮肤有出血点或凝血异常，凝血时间延长或缩短都要考虑到 DIC 发生的可能。快速补液时要注意有无肺水肿及心力衰竭的表现，如咳嗽、咯粉红色泡沫痰等。一旦发生应及时通知医生并协助处理。

（3）定时监测血常规、血电解质、血糖、血气等。

3.扩容治疗护理

休克时至少要建立 2 条静脉通路，有条件最好采取中心静脉置管，快速补充血容量，做好对微循环状态及血容量是否合适的判断。

失血量超过总血容量的 15%，患者便出现速脉、脉压差小、呼吸快、四肢变冷、尿量少等循环系统代谢加强的变化，一旦收缩压下降，则表明血容量丢失达 40%，并且代偿失败，超过 50% 的血容量丢失可以使患者陷入濒死状态。

血容量可通过以下几种方式判断：①颈静脉是否充盈，四肢血管是否充盈。②肝脏是否肿大，有无压痛，如肝颈静脉回流征阳性表示血容量已补足。③监测中心静脉压或进行有创动脉压的监测，如监测结果在正常范围内，表明血容量已补足。④患者半卧或半坐位时，心率及血压有无明显改变，如有改变则表明血容量不足。⑤患者取平卧位抬高下肢 90°，如血压上升表示血容量不足。⑥收缩压和脉率的差值在 –10 以下，表示血容量不足。

4.合理补液

（1）补液原则：先晶后胶、先盐后糖、先快后慢、液种交替、见尿补钾。

（2）限制性液体复苏：即先给予一定量的液体以维持重要器官的血液灌注。给予的量不宜使血压达到正常值，而是在一个相对较低的水平。

5.体温管理

对于体温在 32 ～ 35℃ 的患者，建议通过提高环境温度、加温毯来提高核心温度，禁用热水袋、电热毯等加温体表；对于体温低于 32℃ 的患者可以考虑加温输液，如仍无效可考虑通过体外膜肺氧合（ECMO）治疗。

6.用药护理

使用血管活性药物时应从小剂量开始，并密切观察患者血压的变化，根据病情变化不仅要调节药物剂量，对种类也要做一定调节，并根据情况决定是否需要联合用药。在使用时应注意：①根据血压调整滴数，采取低浓度、慢速的原则，最好采用输液泵精确控制每小时泵入的量。开始使用血管活性药物时，血压常不稳定，应每间隔 5 ～ 10 min 测量一次血压，当血压平稳后可适当延长测量时间，如 15 ～ 30 min，如在使用过程中患者突然出现头痛、头晕、烦躁不安，应立即停药并告知医生，以便及时处理，血压平稳后应逐渐减量、减速，避免突然停药。②密切观察输液部位，防止药物外渗，以免引起局部组织坏死。③注意保护血管。

7. 感染的预防

（1）严格执行手卫生无菌技术操作规程。

（2）加强伤口管理，合理应用抗生素。

（3）协助患者咳嗽、咳痰，必要时给予吸痰、雾化吸入等预防肺部并发症。

（4）定时翻身、拍背，进行局部按摩，预防压力性损伤。

（5）做好留置尿管的护理，预防泌尿道感染。

（6）病房定期消毒，做好通风，减少探视，避免交叉感染。

8. 疼痛管理

对于严重创伤患者，应选择适合其年龄、发育和认知功能的疼痛评估量表，定时进行疼痛评估。到达院内后继续使用与院前相同的疼痛评估量表进行疼痛评估。

9. 心理护理

由于创伤的随机性、突发性，患者常常无法预料，所以护理人员在抢救期间还应做好患者及其家属的心理护理，以使患者及其家属能配合治疗，保证救治工作的顺利开展。

（五）健康宣教

（1）向患者讲解有关疾病的相关知识。加强营养支持，予以高蛋白、高维生素、易消化饮食，以促进伤口组织的愈合。

（2）加强心理辅导，鼓励家属多陪伴，加强患者建立战胜疾病的信心。

第三章　　多发伤患者的院前救治

一、定义

多发伤是指机体在单一机械致伤因素作用下，同时或相继发生两处或两处以上解剖部位或器官的较严重伤，至少一处损伤单独存在也可能危及生命。多发伤不仅是各部位多系统损伤的简单相加，而是相互叠加，导致生理功能严重紊乱，并发症多。如右肱骨骨折＋右桡骨骨折＋右胫腓骨骨折＋左下肢毁损伤。严重的创伤及救治的二次打击容易使患者陷入"低体温、凝血功能障碍、代谢性酸中毒"的死亡三角，从而引发高死亡率。

该定义强调一定的"严重程度"，具体量化为：至少一处损伤的简明损伤评分（AIS）大于或等于3分，或创伤严重度评分（ISS）总分大于或等于16分（AIS和ISS见附录）。

多发伤需要与复合伤的定义区别。复合伤指两种或两种以上致伤因素同时或相继作用于机体所造成的损伤。解剖部位可以是单一的，也可以是多部位或多脏器的。例如：右肱骨骨折＋右桡骨骨折＋右胫腓骨骨折＋全身大面积烧伤。

二、多发伤患者紧急处理的原则

（1）原则一：抢救生命，即第一时间必须寻找和解除危及生命的损伤。

见血止血，阻断大出血。

解除气道梗阻，开放气道，保持呼吸道畅通。

降低过高的颅内压。

保护颈椎等防止脊髓再损伤。

紧急减压处理张力性气胸、心包填塞等致命伤。

（2）原则二：危重者优先。

涉及多科室需紧急处理时，优先处理对生命构成威胁最大的问题。

危险程度相似，则相关学科同时同步实施处理。

（3）原则三：抓紧创伤治疗时间窗。

伤后救护车到达现场，开启5G院前、院内信息畅通，上车即入院。

伤后铂金1小时，1小时内完成术前检查及基础生命支持，送入手术室。

快速到达急诊、ICU，进行生命支持的同时完善检查。

（4）原则四：救命第一，保存器官、肢体第二，维护功能第三。

三、院前评估与紧急处理

（一）初步评估

1. 初次评估内容及处理

初次评估内容及处理见表3-1-1。

表3-1-1　初次评估内容及处理

顺序	评估内容	处理
气道和颈椎保护	气道是否通畅，颈椎是否损伤	清理气道，保护颈椎
呼吸	胸廓起伏、呼吸形态和频率	吸氧，辅助呼吸
循环	危及生命的大出血、大动脉搏动、皮肤颜色、出汗、肢端循环	止血、建立静脉通路

续表

顺序	评估内容	处理
残障（神经功能）	意识、瞳孔对光反射、血糖、肢体活动	意识变化需要做血糖检查
暴露创面	暴露皮肤、测量体温	对因治疗

2. 快速创伤检查

快速创伤检查见表 3-1-2。

表 3-1-2　快速创伤检查

部　　位	评估内容
头面部	有无出血、红肿，瞳孔变化，耳鼻有无分泌物，有无浣熊眼征等
颈	有无出血、压痛、颈静脉怒张、气管偏移
胸部	有无呼吸音或者呼吸音是否对称，心音是否正常
腹部	有无脏器脱出，有无肌紧张、膨隆、压痛
骨盆	有无压痛、不稳定、骨擦音
上肢/下肢	有无出血，红肿、畸形。评估活动、感觉、肢端动脉搏动情况
后背脊柱	有无明显外伤、压痛、畸形

特别注意：

（1）重症患者即刻转送至救护车，完成检查。

（2）如颈动脉、桡动脉、股动脉可扪及，应注意测量患者的血压。

（3）若意识状态发生改变，首先检查瞳孔大小、是否等大、是否存在对光反射。

（4）若存在肢体运动、感觉障碍，除了局部伤，还要考虑是否有脊柱外伤，仍要评估脊柱情况。

3. 意识评估

意识评估常用方法是 AVPU 评估量表，见表 3-1-3。

表 3-1-3　AVPU 评估量表

分级	意识评估
A-Awake	警醒
V-Verbal	对声音刺激有反应
P-Painful	对疼痛刺激有反应
U-Unresponsive	无反应

（二）持续评估

1. 持续评估时机

（1）将患者转运至救护车，完成生命体征测量后，应进行持续评估。

（2）持续评估是评估伤情变化的简化评估。

（3）进一步评估只做一次，而持续评估可以反复进行。

（4）短距离转运的重症患者，若无充足时间进行进一步检查，则可通过持续评估来代替。

（5）重症患者，每 5 min 进行一次；稳定患者，每 15 min 进行一次。

（6）持续评估时机还包括：①患者每次移动时。②每次对患者进行治疗时。③当患者病情恶化时。

2. 持续评估

具体持续评估流程见表 3-1-4。

表 3-1-4　具体持续评估流程

项目	评估内容
患者病史	是否完成 SAMPLE 病史采集
意识	AVPU 评估量表 / GCS 瞳孔变化
生命体征	脉搏、呼吸、血压、心率、血氧、体温
气道	气道是否开放，若是烧伤患者判断有无吸入性损伤

续表

项目	评估内容
呼吸	是否存在以及频率、深度
循环	皮肤颜色、温度、湿度、毛细血管充盈时间，出血是否被控制
颈部检查	是否有明显外伤、压痛、水肿，是否有颈静脉怒张、气管偏移
胸部检查	是否对称，有挫伤、穿透伤、压痛、骨擦音
呼吸音	有无及是否对称
听心音	—
腹部检查	有无挫伤、穿透伤、脏器脱出；有无压痛、肌紧张、膨隆
复查伤情	—
检查治疗措施	检查氧气吸入、输液通路、胸外伤的封闭敷料、夹板敷料、体内异物、怀孕伤者的体位、心电监护情况

　　注：SAMPLE 病史指症状、过敏史、用药史、既往患病和预防接种史、最后一次进食情况、事件经过。

（三）进一步评估

1.进一步评估时机

　　开始进一步评估时，应快速地再进行一次初始检查，是否需要进一步评估见表 3-1-5。

表 3-1-5　是否进一步评估判断表

评估	不评估
重症患者	转运路途较短而又需要对患者进行治疗
检查发现严重问题	无危险受伤机制，且病情相对稳定

2. 进一步评估内容

进一步评估内容见表 3-1-6。

表 3-1-6　进一步评估内容

项目	进一步评估内容
初始检查	出血是否被控制，详细查体
患者病史	是否完成 SAMPLE 病史采集
生命体征	脉搏、呼吸、血压、心率、血氧、体温
头部检查	DCAP-BLS-TIC（瞳孔情况，有无 Battle 征、浣熊眼征、耳鼻漏）
颈部检查	DCAP-BLS-TIC，有无颈静脉怒张、气管偏移
胸部检查	是否对称、DCAP-BLS-TIC
呼吸音	有无、是否对称
心音	—
腹部检查	有无挫伤、穿透伤、脏器脱出；有无压痛、肌紧张、膨隆
骨盆检查	DCAP-BLS-TIC
上下肢检查	DCAP-BLS-TIC
后背检查	只在初步评估未查背部时进行 DCAP-BLS-TIC

注：根据受伤机制做进一步评估。DCAP-BLS-TIC：评估是否有畸形、挫伤、擦伤、穿刺伤、烧伤、撕裂伤、水肿、压痛、不稳定、捻发音。Battle 征：指乳突淤斑，是颅底骨折的一种征象。

（四）终止评估

一旦开始评估，只有在以下 4 种情况下才可以终止评估。

（1）现场环境变化，不再安全。

（2）呼吸道梗阻。

（3）心搏骤停。

（4）不能制止的出血。

（五）"Fix It" 紧急处理流程

根据经验提示，在实际情况中往往因中断评估流程去处理外伤而导致评估不足。因此，需快速找出存在的伤情、不中断评估流程、不增加现场时间。

检查气道时，"Fix It" 可以是使用储氧面罩通气。

检查颈椎时，"Fix It" 可以是颈托的使用。

（六）转运

如果患者存在以下情况，立即转运。

1. 初始检查

意识状态改变、呼吸异常、循环异常（休克或无法控制的出血）。

2. 在快速创伤检查中发现的能快速导致休克的情况

躯干穿透伤，胸部损伤（连枷胸、开放性损伤、张力性气胸、血胸），腹肌紧张、膨隆，骨盆不稳定性损伤，双侧股骨骨折。

3. 受伤机制严重

一般健康状况差的患者，即使身体情况貌似稳定，但若其受伤机制很严重或存在其他的危险情况（高龄、同一机车的其他患者已死亡），也应该尽快转运。

四、创伤现场护士工作重点

（1）初次评估：见表 3-1-1。

（2）剪除全身衣服，充分暴露。

（3）生命体征监测、吸氧、输液等。

（4）与院内保持联系，通知相关科室做好院内急救准备。

（5）协助医生完成各种操作。

五、创伤现场常见危及生命情况的应急处理

（一）呼吸系统常见问题及现场处置

1.痰液（血块）阻塞

（1）症状：患者呼吸困难，呼吸音为痰鸣音。

（2）急救处置：无颈椎损伤患者，立即将其头偏向一侧，可用纱布裹住手指清除患者口腔内分泌物后立即吸痰并予以吸氧。

（3）用物准备：纱布、吸痰管、吸引器、生理盐水、吸氧管、氧气瓶、湿化瓶。

2.喉头水肿

（1）症状：轻症有喉痛、声音嘶哑、喉喘鸣音，重症可见"三凹征"。

（2）轻症急救处置：使患者取坐位或半坐位，予以吸氧，嘱患者尽量少说或不说话，用鼻呼吸。少量多次给予温水。观察症状有无缓解。

（3）重症急救处置：遵医嘱静脉推注地塞米松或肌内注射异丙嗪等药物，仍不能缓解时可行气管插管或气管切开。

（4）用物准备：吸氧管、氧气瓶、湿化瓶、气管插管套件、气管切开包、局部麻醉（简称局麻）药物及用物、呼吸球囊或呼吸机。

3.昏迷

（1）急救处置：清理口鼻分泌物、开放气道（仰头-抬颏法或托下颌法）。

（2）吸氧：必要时放置口咽（鼻咽）通气管、气管插管、环甲膜穿刺或切开、气管切开。

（3）用物准备：纱布、吸氧管、氧气瓶、湿化瓶、口咽通气管、鼻咽通气管、气管插管套件、环甲膜穿刺包、气管切开包、局麻药物及用物、呼吸球囊或呼吸机。

4.气胸

1）张力性气胸

（1）临床表现：短时间内进行性加重的极度呼吸困难、心动过速、颈静脉怒张、端坐呼吸、发绀、烦躁不安、昏迷，甚至窒息。患侧胸部饱胀，

肋间隙增宽，呼吸幅度减小，可有皮下气肿、气管移位。叩诊呈鼓音。听诊呼吸音消失。

（2）急救处置：立即排气，行胸腔闭式引流，降低胸膜腔内压力。

（3）用物准备：胸部穿刺包、胸膜腔闭式引流瓶、消毒剂、生理盐水、空针、利多卡因注射液、氧气枕、一次性吸氧管。

2）开放性气胸

（1）临床表现：胸部皮肤破损处可见粉红色气泡冒出，气管偏向健侧，呼吸时可听到空气进出胸膜腔伤口的响声，触及捻发音，患侧胸部叩诊呈鼓音，听诊呼吸音减弱或消失。有严重发绀、缺氧及呼吸困难、烦躁不安、脉搏细速，多伴有休克。

（2）急救处置：立即将开放性气胸变为闭合性气胸，使用无菌敷料，如凡士林纱布加棉垫在患者用力呼气末封盖胸壁伤口，再用胶布或绷带包扎固定。如转运途中出现呼吸困难加重或疑为张力性气胸，应暂时开放伤口，排出高压气体；或抽气减压，行胸腔穿刺，必要时行胸膜腔闭式引流，减轻肺受压，暂时解除呼吸困难。

（3）用物准备：大量纱布块、绷带、棉垫、氧气枕、一次性吸氧管。

（二）循环系统常见问题及现场处置

1. 低血容量性休克

低血容量性休克由血管系统内有效循环血容量不足引起。

（1）临床表现：心率加快、面色苍白、桡动脉细弱、颈静脉充盈差。

（2）专科处理：控制出血，给予高流量吸氧，尽早转运，监测生命体征、神志、尿量等变化以及重要生命器官的功能，至少建立2条静脉通路。

（3）用物准备：纱布块数张、棉垫数张、绷带、心电监护仪、Y型20G留置针、消毒液、敷贴、氧气瓶、一次性吸氧管。

2. 神经源性休克

神经源性休克是指由于强烈的神经刺激，引起某些血管活性物质释放，导致周围血管扩张，大量血液淤滞于扩张的血管中，有效循环血量突然减少而引起的休克。

（1）临床表现：低血压、心动过缓、体温失调。

（2）急救处置：维持气道通畅，高浓度吸氧，建立2条以上大口径导管的静脉通路，尽可能控制出血，维持循环稳定。

（3）用物准备：心电监护仪、Y型20G留置针、输液器、消毒液、敷贴、氧气瓶、吸氧面罩。

3. 心源性休克

心源性休克是心脏泵血功能受到影响引起的休克，通常由于心肌损伤或是心脏充盈受阻（心脏压塞、张力性气胸）引起。

（1）临床表现：呼吸快而费力，持续低血压，皮肤苍白、湿冷、发绀，贝克三联征（颈静脉怒张、心音低钝、奇脉）。

（2）急救处置：保持气道通畅、给予高流量吸氧，监测心脏（特别是出现胸痛或心律失常）进行12导联心电图检查，处理休克，立即转运。

（3）用物准备：氧气瓶、面罩、心电监护仪、Y型20G留置针、输液器、消毒液、敷贴。

（三）肌肉骨骼系统常见问题及现场处置

1. 脊柱损伤

1）颈椎损伤

（1）临床表现：局部疼痛、红肿，或者有外伤存在。

上颈椎损伤的临床表现：神经症状不明显或仅有轻度四肢乏力、感觉异常，以枕部和颈部疼痛、活动受限为主要表现。危重者四肢痉挛性瘫痪，可因延髓损伤致中枢性呼吸、循环衰竭。

下颈椎损伤的临床表现：多表现为四肢瘫痪。

（2）急救处置：脊柱制动，采用硬质颈托固定颈椎，同时用固定带将躯干牢固地固定于带衬垫的硬床（板）上以有效限制颈部活动。有颈部穿刺伤的患者可在颈部两侧放置沙袋或衣物等维持颈椎稳定。

2）胸腰椎损伤

（1）临床表现：疼痛、肿胀、腰背肌痉挛。外伤致脊柱变形、明显压痛，压迫神经出现肢体感觉异常，脊髓损伤致肢体瘫痪甚至神经源性休克。

（2）急救处置：使用长脊柱固定板进行脊柱活动限制，最大限度减少脊柱活动。

（3）用物准备：制动装置包括长脊柱固定板/铲式担架/真空气垫、颈托、头部固定器、约束带、急救箱内备抢救药品、气管插管包。紧急情况下可选择硬板、沙袋、长衣物等进行固定。

2.骨盆骨折

（1）临床表现：有严重外伤史，尤其是骨盆受挤压的外伤史。广泛疼痛，活动下肢或坐位时加重，骨盆局部出现压痛，叩击骨盆骨折邻近部位有牵扯痛。局部出现淤血，可见尿道口出血，会阴部肿胀。下肢活动受限、旋转困难、短缩畸形、翻身困难，伴有剧烈疼痛。骨盆分离挤压试验、4字征、扭转试验等为阳性。

（2）急救处置：用骨盆固定带尽早进行临时固定。保持气道通畅，建立静脉通路，监测生命体征。

（3）用物准备：氧气瓶、一次性吸氧管、心电监护仪、Y型20 G留置针、输液器、消毒液、敷贴。

3.四肢损伤

四肢损伤包括骨折、脱位、开放性伤口、离断伤、血管神经损伤、韧带损伤、穿刺伤、骨-筋膜室综合征、挤压伤和挤压综合征。

（1）临床表现：畸形、疼痛、肿胀、关节反常活动、骨擦音、骨擦感、感觉异常等。

（2）急救处置：固定（超关节进行固定）。对离断伤、开放性伤口进行包扎止血，保存离断肢体。出血较多者建立静脉通路。

（3）离断肢体保存方法：小的离断部分要冲洗干净，用湿润的无菌纱布包裹，放入塑料袋。袋子上标注患者姓名、离断发生时间、肢体部位及冷藏时间。如果有冰块，把封好的袋子放入有冰及水的大袋子或容器中，不要把离断部分直接放在冰上。不能使用干冰。

（4）物品准备：夹板、钢托、棉垫、绷带。

六、常用急救技术

1. 环甲膜穿刺术

环甲膜穿刺术的定位、适应证、禁忌证、体位及注意事项见表 3-1-7。

表 3-1-7　环甲膜穿刺术

定位	适应证	禁忌证	体位	注意事项
甲状软骨与环状软骨之间的凹陷处	1. 急性上呼吸道梗阻 2. 喉源性呼吸困难（如白喉、喉头水肿等） 3. 头面部严重外伤 4. 气管插管有禁忌或病情紧急而需快速开放气道	1. 出血倾向 2. 喉部、环甲膜以下的气道梗阻	去枕平卧，垫肩，头部后仰	注意穿刺深度（透过皮肤约 5 mm）

2. 张力性气胸穿刺减压术

（1）急救处理：立即排气，降低胸膜腔内压力。在危急状况下可用一粗针头于患侧第 2 肋间锁骨中线处沿肋骨上缘刺入胸膜腔，如有气体喷出，即能起到排气减压的效果（注意：过快排气可能会发生复张性肺水肿）。

（2）注意：在患者转运过程中，于插入针的接头处，缚扎一橡胶手指套，将指套前端剪 1 cm 开口，可起活瓣作用，即在吸气时能张开裂口排气，呼气时裂口闭合，防止空气进入。

3. 胸膜腔闭式引流术

胸膜腔闭式引流术的目的、定位、适应证、禁忌证及体位见表 3-1-8。

表 3-1-8 胸膜腔闭式引流术

目的	定位	适应证	禁忌证	体位
排气	锁骨中线第2肋间	1.自发性气胸，肺压缩大于30% 2.外伤性血气胸 3.胸腔积液 4.脓胸 5.乳糜胸 6.胸部手术术后引流	凝血功能障碍，有出血倾向者	坐位、斜坡卧位
排液	腋中/后线第6~8肋间			

4.心包穿刺术

心包穿刺术的目的、定位、禁忌证、体位及注意事项见表 3-1-9。

表 3-1-9 心包穿刺术

目的	定位	禁忌证	体位	注意事项
诊断、减压、治疗	1.剑突下与左肋缘相交的夹角处 2.左侧第五肋间，心浊音界内侧1~2cm处	出血、凝血障碍、感染、不能配合者	半卧位	沟通、适当镇静、麻醉、心电监护、超声定位、第一次抽液量不宜超过200ml、速度要慢，见鲜血即停

5.腹腔穿刺术

腹腔穿刺术的适应证、定位、禁忌证、体位及注意事项见表 3-1-10。

表 3-1-10　腹腔穿刺术

定位	适应证	禁忌证	体位	注意事项
脐和髂前上棘间连线外1/3点，即麦氏点的对侧	1.诊断性治疗 2.大量腹水引起严重的胸闷气短	1.广泛腹膜粘连者 2.有肝性脑病先兆、包虫病及巨大卵巢囊肿者 3.精神异常或不能配合者 4.妊娠 5.出血倾向者	仰卧位	1.诊断性抽液50～100 ml 2.每次抽液不超过3 000ml 3.第一次抽液不超过1 000 ml

第四章　多发伤患者的气道管理与麻醉前评估

第一节　多发伤患者的气道管理

一、创伤对氧供的影响

（1）创伤会导致失血，使血红蛋白含量下降。

（2）头部创伤可能导致患者意识障碍、上呼吸道解剖结构改变，导致上呼吸道梗阻。

（3）胸部创伤可能造成肺损伤和心功能受损，导致气体交换障碍和气体运输困难。

（4）创伤患者可能存在饱胃，造成较高的反流误吸风险，导致呼吸道梗阻和气体交换障碍。

创伤患者常见的气道问题包括气道阻塞和通气不足；气道管理的根本目的是识别紧急气道，解除呼吸道梗阻，保证充足的通气和氧供；气道管理的核心技术包括开放气道和建立人工气道。

二、气道管理流程

1. 气道评估

评估患者意识状况，判断患者气道保护能力和反流、误吸风险。观察患者有无三凹征、呼吸困难、反常呼吸、口唇发绀、呼吸急促等表现，处于深度昏迷、严重呼吸循环障碍或心跳呼吸骤停的患者，机体不能保证基本的通气及氧合，这种需要紧急气道支持的患者的气道，称为紧急气道（在进行辅助通气或建立人工气道过程中出现困难，且由有经验的医生进行处理后仍存在困难的称为困难气道），需要立即采用球囊面罩辅助通气，给予患者高浓度氧气，并尽快建立有效的人工气道。

进行动脉血气分析，协助了解患者氧气交换情况。计算氧合指数，氧合指数等于动脉血氧分压除以吸入氧浓度，当氧合指数低于 300 mmHg 时，患者可能存在严重的氧气交换障碍，需要进行呼吸支持治疗。

2. 气道管理方法的选择

气道管理方法的选择原则是先选择简便易操作且创伤小的气道管理方法，如鼻导管、面罩等，尽量减少患者不适感及创伤；若不能满足患者病情需要，再采用复杂、创伤大的气道管理方法，如气管插管、气管切开术等。气道管理过程中，在保证患者安全的前提下，可给予患者镇静、镇痛治疗，提高患者舒适度及依从性。

3. 气道管理前准备

气道管理前准备包括氧源、鼻氧管、氧气面罩、口/鼻咽通气道、负压吸引装置、普通或可视喉镜、喉罩、气管导管、环甲膜穿刺及气管切开套件等。

4. 气道管理工具

以声门为界，气道管理工具可分为声门上通气工具和声门下通气工具。声门上通气工具包括鼻导管、口咽通气道、鼻咽通气道、球囊面罩及喉罩，操作较简单，创伤小，但易发生移位，不利于长期留置；声门下通气工具包括气管导管、支气管内导管及气管切开导管，稳定性高，利于长期留置，但需特殊设备引导，创伤相对较大。环甲膜穿刺及气管切开可作为其他气道管理方法失败后的应急方案。

（1）鼻导管：是急诊和病房最常用的气道管理和给氧工具。鼻导管吸氧的前提条件是患者具有稳定的自主呼吸，鼻导管吸氧的氧流量范围是 1 ~ 6 L/min，氧流量过大可能造成患者鼻腔不适和黏膜损伤，鼻导管吸氧能达到的最高吸入氧浓度为45%。如果鼻导管吸氧后氧饱和度仍低于93%，应及时判断低氧原因并进行相应处理。临床判断患者存在上呼吸道梗阻时，可以采用以下三种手法开放气道解除呼吸道梗阻，分别为提颏、仰头、托下颌，对于颈椎损伤患者建议仅采用双手托下颌的方式开放气道。如果患者上呼吸道梗阻解除且氧饱和度升至正常，可以考虑给予口咽或鼻咽通气道安置；如果仍不能解除上呼吸道梗阻或患者氧饱和度仍不能升至正常，应考虑采用有创气道管理方式。

（2）口咽通气道：经口腔置入，使通气道尖端越过舌根部并置于口咽腔，可有效解除因舌后坠造成的上呼吸道梗阻。口咽通气道（在口外）长度大约相当于从门齿至下颌角的距离，若型号选择不当则可能导致通气效能下降甚至加重上呼吸道梗阻。安置口咽通气道的禁忌证主要有口腔、颌面部损伤及凝血功能障碍。口咽通气道刺激相对较大，清醒患者可能存在耐受度低的问题。

（3）鼻咽通气道：经鼻腔置入，使通气道尖端越过鼻后孔并置于口咽腔，可有效解除因舌后坠造成的上呼吸道梗阻。安置鼻咽通气道的禁忌证主要有鼻及颌面部损伤、颅底骨折、脑脊液漏以及凝血功能障碍。鼻咽通气道刺激较小，清醒患者可选择。

（4）面罩：当鼻导管吸氧不能满足患者病情需要时，可考虑给予面罩吸氧。面罩吸氧可为患者提供更高的吸氧浓度，进一步改善患者氧供。但需注意面罩吸氧可能增加患者二氧化碳重吸入，造成二氧化碳潴留。对于此前已存在二氧化碳潴留的患者，在使用面罩吸氧时应密切监测患者血气变化情况。

（5）球囊面罩：当患者自主呼吸无法满足潴留自身供氧需要时，可给予球囊面罩通气，暂时解决患者氧供不足的问题，为后续气道管理提供条件。球囊面罩通气操作简单、无创且容易实施。使用的面罩主要为无色透明可充气面罩，有利于面罩更好地贴合患者面部，提高密闭性和通气效能，同时方便观察患者口唇颜色，判断通气效果。

配合球囊面罩通气使用的手法与开放气道使用的手法相同，对于颈椎损伤患者只能使用双手托下颌法。

（6）喉罩：麻醉科常用的通气工具之一。喉罩是一种声门上通气装置，安置相对简单，罩体位于咽喉腔，罩体尖端位于食管开口，可有效封闭喉腔。双腔喉罩在罩体尖端有一个开口，可以安置胃管以引流少量胃内反流物，但对有胃反流风险的饱胃患者仍不推荐使用。

（7）气管导管：麻醉科常用的有创通气工具之一。气管导管是一种声门下通气装置，可经口或经鼻插入气管内，其对操作者的操作要求较高，可能存在置入困难、舌体及牙齿损伤等风险。颈椎损伤患者建议采用支气管镜引导完成安置，以避免由于颈部活动造成损伤加重。

5.判断气道管理有效的指标

判断气道管理有效的指标包括胸部起伏状况、脉搏氧饱和度、潮气量、呼气末二氧化碳波形恢复正常，双肺可闻及呼吸音等。

6.气道管理注意事项

1）紧急气道管理的处理原则

对于紧急气道患者，不能被动等待气管插管，应积极保证通气，切记"插管失败不一定威胁生命，但通气失败则可能致命"；第一发现者在保证患者通气的同时应积极呼救，寻求帮助；人工气道建立后的管理同样重要，需要有专业人员对患者进行进一步监护及管理。

2）保持呼吸道通畅

（1）对昏迷、舌后坠而致呼吸不畅的患者，应及时放置口咽通气道，并保持患者侧卧位，利于呕吐物、口腔分泌物流出。对于胃内容物较多的患者应及时插胃管引流胃内容物，防止胃内容物反流误入呼吸道。

（2）严重多发伤患者，因昏迷、多发肋骨骨折、疼痛等，患者易发生咳嗽、排痰困难，从而易出现呼吸困难、胸闷、憋气等症状，应及时吸痰，在吸痰过程中，注意观察痰液的性质、量、颜色等。如痰液性质黏稠，应加强湿化，防止痰栓形成；如痰液量多，应增加吸痰次数；如痰液的颜色发生变化，应及时给予痰培养。

3）避免意外伤害

对颈椎损伤、高位截瘫患者，在搬动、吸痰等护理活动中，应保持头、颈、胸部的一致性，勿扭转或局部位置变动，否则会损伤脊髓，影响患者的呼吸。

气道管理流程图见图4-1-1。

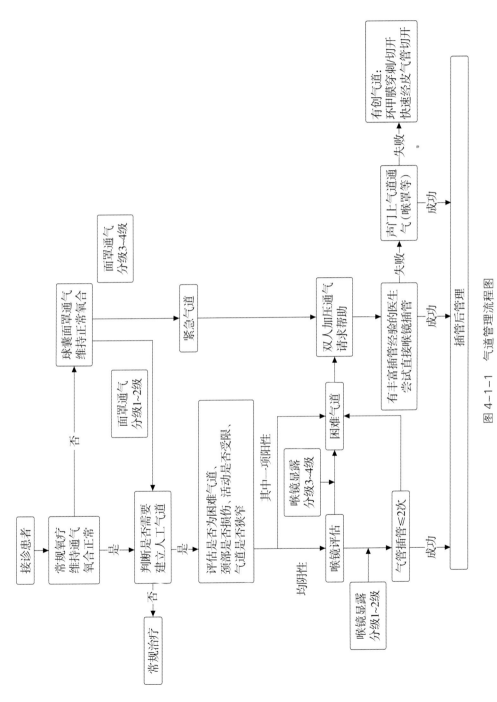

图 4-1-1　气道管理流程图

第二节　多发伤患者麻醉前评估

一、麻醉前评估的目的

麻醉前评估的目的包括保证有效的气道管理、协助进行准确有效的复苏、确保使用适当的镇静、镇痛药物以减少患者的应激反应、保证患者快速高效地进入手术室救治。

二、多发伤患者常规麻醉前评估

多发患者常规麻醉前评估包括五个部分：

1. 一般资料

姓名、年龄、性别、身高、体重、生命体征、意识状况、进食情况等。

2. 创伤情况

受伤程度及范围、失血量。

3. 既往病史

应全面了解患者全身各系统相关病史，同时应特别关注呼吸、循环及神经系统病史。

4. 体格检查

气道、呼吸、循环及神经系统相关查体。

5. 辅助检查

（1）实验室检查：血常规、凝血试验、生化全套、输血前全套，必要时可增加血气分析、心肌酶等检查。

（2）影像学检查：胸部 X 线、心电图、腹部超声，必要时可增加头部 / 胸腹部 CT、颈椎 X 线 /CT、血管彩超、心脏彩超、动态心电图等。

在病情允许的情况下，可针对性地进行相关受伤部位的进一步检查，以排除可能危及患者生命的隐匿创伤。

三、严重多发伤患者麻醉前评估

严重多发伤患者应采用绿色通道，简化评估流程，缩短评估时间，尽快开始手术治疗。

1. 评估步骤

（1）快速综合评估：需要在最短时间内明确患者循环系统和呼吸系统是否稳定，是否存在生命危险。目前创伤重点超声评估法（Focussed Assessment with Sonography for Trauma，FAST）可以在数分钟内完成对患者呼吸、循环、出血情况等的快速评估，有利于医生在创伤救治中制订合理有效的诊治及麻醉方案，提高患者救治成功率。FAST 是一种采用床旁超声技术快速筛查胸腹部闭合性损伤的方法，主要是由非影像学专业的医生如急诊科、外科、麻醉科医生操作，其目的是为胸腹部有创伤，尤其是血流动力学状态不稳定、不适于搬运至放射科进行 CT 检查的患者做初期快速评估。

标准操作步骤：

患者呈仰卧位（见图4-2-1）。①剑突下切面（心尖四腔心切面，相控阵探头），将探头置于剑突下（图中1区），稍加压并将其向左上倾斜约30°，声束自腹侧向背侧，与左心长轴平行，即可获得剑突下四腔心切面（Subxiphoid Four Chamber Section）。主要用于识别心脏有无暗性液区，有无心包压塞、心包积液征象。②肝周切面（右上腹，凸阵/线阵探头）。用右侧肋间斜切（标记点指向头侧）和右侧冠切面进行超声扫查（图中2、3区），超声探头放于腋中线第8~11肋间进行扇形扫查，探头面与肋骨平行，方向与患者身体的长轴方向夹角大约是逆时针45°。检查右侧胸腔是否有渗液，肝肾隐窝（Morison陷窝）的游离液和右结肠旁沟是否有游离液体。③肝脾间隙（左上腹，凸阵/相控阵探头）。用左侧肋间斜切（标记点指向头侧）和左侧冠切面进行超声扫查（图中4、5区），超声探头放于左腋后线第8~11肋间进行扇形扫查，探头标志指向腋窝左后方，检查左侧胸腔是否有渗液，隔下间隙及脾肾隐窝、左结肠旁沟是否有游离液体。④盆腔切面（横切面和纵切面，凸阵/线阵探头）（图中6区）。纵切面标记点指向头侧，横切面标记点指向右侧。保持膀胱充盈状态，探头放置于耻骨联合上方1~2 cm处，即图中6区，检查前盆腔和直肠子宫陷凹（Douglas陷凹）的游离液体。⑤肺部扫查（线阵探头/凸阵探头）。探头位于第一肋间，即图中7、8区。标记点指向患者头部，沿锁骨中线至腋中线，由上至下扫查肋间隙，检查有无血气胸或者肋骨骨折。也可以进行单侧胸部床旁急诊肺超声（BLUE）4点检查法，见图4-2-2：双手放在右前胸，左手小指外缘位于锁骨下缘，左手中指与无名指的指蹼处为上蓝点，右手手掌中心为下蓝点，右手小指外缘延长线与腋中线的交点为侧胸部的肺部膈肌点，下蓝点的延长线和腋后线的交点为PLAPS点。观察征象：肺滑动征、肺点、平流层征、液性暗区、B线等。

（2）初级评估：采用ABCDE法评估，主要是ABC的评估。

（3）次级评估：在患者病情相对平稳后进行更精细的全身检查及诊断。

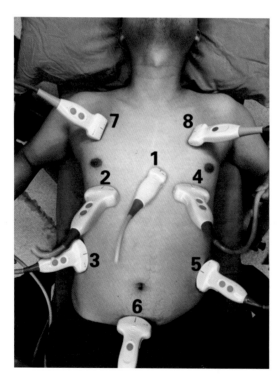

图4-2-1　胸腹部快速扫查示意图

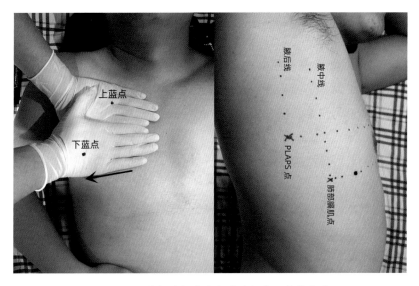

图 4-2-2 单侧胸部床旁急诊肺超声 4 点检查法

2. 评估内容

1）气道评估

（1）气道阻塞：气道阻塞是多发伤患者可预防的主要死亡原因。对于气道阻塞的评估需评估气道是否通畅，呼吸道有无出血、异物、血肿、水肿等，听诊有无喉鸣音、声嘶等，观察有无三凹征等上呼吸道梗阻表现。处理步骤：①清除呼吸道异物。②开放气道。③建立人工气道。操作过程中应注意保持颈椎稳定。

（2）气道创伤：面部、颈部及上胸部有创伤的患者需评估气道有无直接或间接损伤。气道直接损伤征象包括呼吸困难、喘鸣；气道间接损伤征象包括牙关紧闭、吞咽疼痛、气管偏移、声音嘶哑、口咽部或鼻咽部重度出血、颈部或上胸部皮下积气、颈部血肿等。处理方法：鼻导管/面罩吸氧、提高吸氧浓度、球囊面罩通气、气管插管、环甲膜穿刺及气管切开等。

2）呼吸评估

确认气道开放后，需要马上评估患者氧合和通气是否充分，及时纠正低氧血症。评估内容包括患者的呼吸频率，有无发绀、气管偏移或反常呼吸等，尽快识别张力性气胸及血气胸，检查患者有无皮下气肿、肋骨骨折等。处理方法：提高吸氧浓度、辅助或控制通气，针对张力性气胸进行减压，针对血气胸安置胸腔闭式引流管。

对于存在钝性胸部损伤的患者应特别注意判断有无危及生命的损伤存在，如张力性气胸、心肌损伤导致的心包填塞、主动脉损伤、血胸伴严重活动性出血、气管支气管破裂等。

3）循环系统评估

（1）通过观察大动脉搏动、血压、心率、皮肤颜色、毛细血管充盈时间及尿量等来判断循环状态；超声心动图可有效评估循环容量和心肌收缩力等情况，协助临床诊断和治疗。

（2）对创伤性休克患者尽快给予复苏救治，可提高患者生存率。处理内容：开放两条以上静脉通路，建立连续有创动脉血压及 CPV 监测，根据监测结果进行救治。低 CPV 型休克常见于失血和神经源性休克，神经源性休克又多见于高位脊髓损伤；高 CPV 型休克常见于心包填塞、张力性气胸，其他包括药物或毒物中毒、心肌梗死、膈疝、脂肪栓塞或空气栓塞等。对于失血性休克，血液制品比胶体溶液和晶体溶液更受推荐，浓缩红细胞（PRBC）、新鲜冰冻血浆（FFP）和血小板的合理配比使用，可以提高患者生存率。这就要求外科医生及麻醉医生在创伤救治过程中应积极协调血库，保证血液供应。

（3）关注创伤患者胸腹腔迟发性损伤，当治疗过程中出现不符合治疗预期的情况时，应及时再次评估患者循环及全身情况，避免因迟发性损伤造成治疗延误。

4）其他评估

（1）在无确切证据排除颈椎损伤时，对患者进行气道干预时需按照颈椎损伤患者要求进行。

（2）关注患者反流误吸的风险，严重颅脑损伤、饱胃等患者反流、误吸风险增加。处理方法：准备负压吸引装置，及时清理口腔内呕吐物、出血等。在接到危急重创伤手术通知后，应对手术室人员进行分工，使每项任务都有具体人员负责，避免出现遗漏和分工不清。麻醉医生应加强协调，保证液体及药品的充足。

3.护理评估重点

1）做好抢救评估

（1）立即对患者生命体征进行密切监测，并在监测下配合麻醉医生完成对患者的麻醉前评估，按病情轻重缓急，完成必要的术前准备。

（2）做好气道评估与护理，检查确认患者气道是否有出血性损伤、是否有异物、是否为困难气道等，保证气道通畅安全，维持患者有效通气。

（3）评估患者循环血容量、出血和其他体液流失情况，立即建立两条以上静脉通路，做好相应输液、备血、输血等准备工作，适当纠正水、电解质紊乱，补充血容量。如患者病情危重，需立即手术，应边补液边输血及边抢救，立即麻醉和手术。

（4）评估患者意识状态、重要脏器功能，判断患者后续可能出现的危重症和并发症，做好相应抢救治疗准备。

2）心理评估

评估患者心理情绪，做好患者麻醉前的心理护理，保持良好沟通，缓解患者及其家属的焦虑和恐惧情绪。

3）多发伤患者麻醉前评估护理流程

多发伤患者麻醉前评估护理具体流程见图4-2-3。

美国麻醉师协会（ASA）病情分级：

Ⅰ级：正常健康。

Ⅱ级：有轻度系统性疾病。

Ⅲ级：有严重系统性疾病，体力活动受限，但尚未完全丧失工作能力。

Ⅳ级：有严重系统性疾病，已丧失工作能力，且经常面临生命威胁。

Ⅴ级：不论手术与否，生命难以维持24 h的濒死患者。

若为急症，应在每级数字后前加注"急"或"E"字。

Ⅰ、Ⅱ级患者一般对麻醉耐受力良好。

Ⅲ级患者麻醉有一定危险性，应充分做好麻醉前准备和并发症防治。

Ⅳ、Ⅴ级患者的危险性极大，应积极抢救，手术、麻醉中随时可能发生意外，术前必须向手术的医生和家属交待清楚。

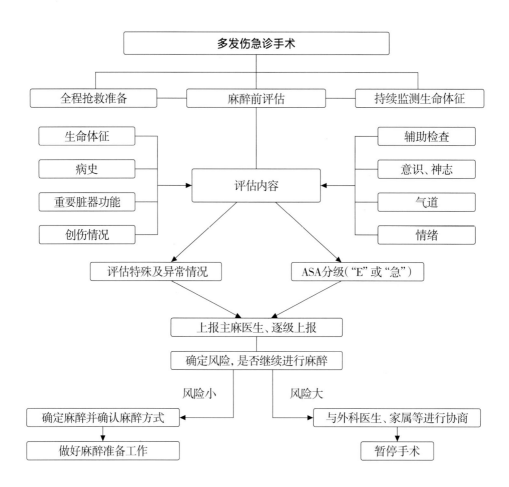

图 4-2-3　多发伤患者麻醉前评估护理具体流程

第五章 多发伤患者的院内早期处置

一、急诊室处置

1. 急诊室初始简要处置

（1）送入急诊室后"三板斧"：吸氧、监护、建立静脉通路。

（2）简单沟通"三要点"：现场情况、受伤特征、初步告知。

（3）迅速了解"六重点"：神志、瞳孔、呼吸、心率、血压、疼痛。

2. 急诊室之快速评估

（1）目的：快速系统评估主要损伤部位，避免遗漏严重的威胁生命的损伤。

（2）内容（CRASHPLAN）：C——心脏及循环系统；R——胸部及呼吸；A——腹部；S——脊柱；H——头部；P——骨盆；L——肢体；A——动脉；N——神经。

（3）方法：基于视、触、叩、听，不拘泥于顺序，重点是9个部位不遗漏。

（4）三点四腔：三个重点（呼吸、循环、意识），四个腔（颅腔、胸腔、腹腔、盆腔）。

通过上述评估至少要获得但不限于如下信息：

C——心脏及循环系统：有无心脏压塞三联征（颈静脉怒张、心音遥远、血压下降）、休克及组织低灌注。

R——胸部及呼吸：氧合情况、呼吸频率和状态。

A——腹部：有无膨隆、压痛、肌紧张。

S——脊柱：是否畸形、压痛，肢体功能情况。

H——头部：神志、瞳孔情况，有无伤口。

P——骨盆：有无肿胀、淤血、压痛。

L——肢体：有无皮肤毁损、骨折脱位。

A——动脉：颈、桡、股、足背动脉搏动情况。

N——神经：四肢、躯体感觉运动，生理反射，病理反射肌力、肌张力。

3. 基于初步评估的急诊室一般后续处理

（1）与家属进行第一次沟通并签病危通知书、医患沟通记录、各种同意书等。

（2）辅助检查：基于初次评估的多部位CT或全身CT检查、超声检查、心电图检查、血气分析检查、血常规检查、血型检查、凝血功能检查、输血前三项检查、肝肾功能检查、电解质检查等；必要时急诊备血。

（3）联系相应科室会诊。

4. 需要在急诊室紧急处置的呼吸循环相关情况

呼吸循环相关处置见图5-1-1。

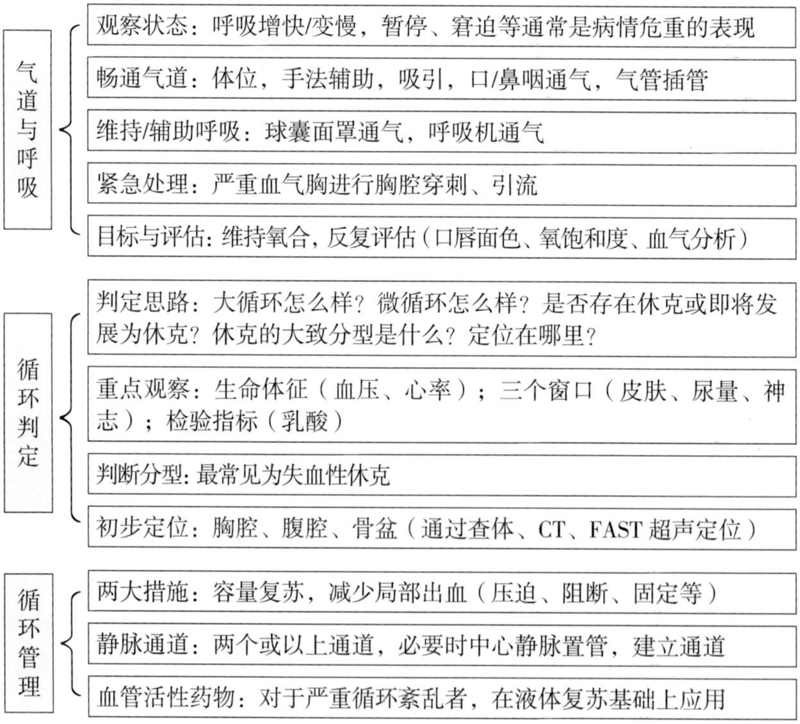

气道与呼吸
- 观察状态：呼吸增快/变慢，暂停、窘迫等通常是病情危重的表现
- 畅通气道：体位，手法辅助，吸引，口/鼻咽通气，气管插管
- 维持/辅助呼吸：球囊面罩通气，呼吸机通气
- 紧急处理：严重血气胸进行胸腔穿刺、引流
- 目标与评估：维持氧合，反复评估（口唇面色、氧饱和度、血气分析）

循环判定
- 判定思路：大循环怎么样？微循环怎么样？是否存在休克或即将发展为休克？休克的大致分型是什么？定位在哪里？
- 重点观察：生命体征（血压、心率）；三个窗口（皮肤、尿量、神志）；检验指标（乳酸）
- 判断分型：最常见为失血性休克
- 初步定位：胸腔、腹腔、骨盆（通过查体、CT、FAST超声定位）

循环管理
- 两大措施：容量复苏，减少局部出血（压迫、阻断、固定等）
- 静脉通道：两个或以上通道，必要时中心静脉置管，建立通道
- 血管活性药物：对于严重循环紊乱者，在液体复苏基础上应用

图 5-1-1 呼吸循环相关处置

5. 获得的初步判定

获得的初步判定：致伤机制、受伤部位、呼吸情况、氧饱和度情况、循环情况、目前处置情况、处置后效果、下一步处置措施、转运方案、与家属沟通情况。

二、多发伤的诊断

1. 诊断原则

多发伤患者的紧急处置不同于常规慢性病的"先瞄准、再开枪"，而是"先开枪、后瞄准"，即先处置最紧急的情况，边抢救、边收集、完善信息，同时获得初步诊断，后续不断修正、补充。多发伤的诊断应该遵循如下原则：

1）内涵完整

（1）损伤诊断：具有唯一性，遵循"损伤部位＋损伤性质"的描述原则，如左胫骨中段开放性粉碎性骨折。

（2）损伤并发症：如失血性休克、骨-筋膜间室综合征、低蛋白血症、代谢性酸中毒、低钾血症。

（3）并存疾病：如原发性高血压、2型糖尿病、慢性阻塞性肺疾病、高血压性心脏病。

2）罗列规范

（1）由上而下：不按轻重，统一按头面→颈→胸→腹→骨盆及外生殖器→四肢→后背的顺序进行罗列。

（2）由内向外：具体到某一部位时，按内脏→骨骼→皮肤的顺序进行罗列。如双肺挫伤，右侧血气胸，右侧肋骨骨折，右胸部皮下气肿。

（3）先重后轻：同一部位，同一层次时，先重伤，后轻伤。如在腹部钝性伤中，先写脾破裂，后写左肾挫伤。

2. 诊断举例

入院诊断：

1）损伤诊断

高处坠落致多发伤：ISS27分。

（1）轻型闭合性颅脑损伤（AIS2分）。

（2）胸部钝性伤：①双下肺挫伤（AIS3分）。②双侧少量胸膜腔积液

（AIS1分）。③左侧5～12肋肋骨骨折（AIS3分）。

（3）腹部钝性伤：①脾破裂（AIS3分）。②左肾挫伤（AIS2分）。③腰1～4椎体横突骨折（AIS2分）。

（4）四肢骨盆损伤：①左侧肱骨近端骨折（AIS2分）。②双侧耻骨上下肢骨折（AIS2分）。

（5）全身多处软组织挫裂伤（AIS1分）。

2）损伤并发症

失血性休克、内环境紊乱（代谢性酸中毒、低钙血症、高钾血症）、低蛋白血症。

3）并存疾病

2型糖尿病，高血压（极高危），高血压性心脏病，左室肥厚，窦性心律，心功能Ⅱ级。

三、多发伤早期救治核心——损伤控制性外科策略

损伤控制性外科（Damage Control Surgery，DCS）策略的雏形起源于第二次世界大战期间，迫于当时的医疗条件，医生将纱布填塞、开放式引流等用于肝脏外伤和腹腔出血的救治。该策略在临床实践中不断凝练，经过100多年的发展，逐渐形成了现代DCS策略的内涵。从广义上讲，DCS策略至少包括允许性低血压、止血复苏、损伤控制性手术三方面内容。

1. 允许性低血压

对于严重创伤患者，采用限制性的液体复苏，维持血压在足以改善组织缺氧的合理水平可明显降低死亡率。

（1）原则：既能满足终末器官灌注又能避免出血加重。

（2）目标：无颅脑损患者，严重出血控制前收缩压目标值为80～90 mmHg；合并严重颅脑损伤（GCS≤8分）者，为保证脑灌注，平均动脉压目标值为80 mmHg以上。

（3）血管活性药物：对于血压持续偏低患者，为保持基本器官灌注可选择血管活性药物维持血压，首选去甲肾上腺素；合并心功能不全或心源性休克的患者，首选或联合使用正性肌力药（肾上腺素、多巴酚丁胺）；对于血压低、心率慢的患者可考虑选用多巴胺。

（4）血红蛋白目标值：出血稳定前控制在70～90 g/L。

2. 止血复苏

（1）血液制品输注：对严重创伤患者及时输入血液制品，可以改善全身脏器的灌注，但如何合理输注血液制品是关键问题。2015年在*JAMA*发表的一项随机对照研究显示，对重症创伤患者按1∶1∶1的比例输注血浆、血小板和红细胞，效果明显优于按1∶1∶2的比例输注血浆、血小板和红细胞。到目前为止，重症创伤患者早期复苏按1∶1∶1的比例输注血浆、血小板和红细胞已成业内共识。

目前，国内1 U全血指200 ml全血，可分别制备1 U红细胞（150～200 ml）、1 U血浆（约100 ml）、1 U血小板（20～25 ml）。临床常用的血小板分为单采血小板和浓缩血小板，其中浓缩血小板是从多个捐献者的全血中分离出来，一般为1 U/袋（20～25 ml/袋）；单采血小板是来自一个献血者的血小板，每份单采血小板（1治疗量）相当于8～10 U常规浓缩血小板。因此常用的输注比例为红细胞∶血浆∶血小板=1∶1∶1，按国内血液成分剂量则为红细胞10 U、血浆1 000 ml、血小板/治疗量（8～10 U），临床实践中可参考该比例组合调整。

（2）纤维蛋白原或冷沉淀：纤维蛋白原首剂3～4 g，冷沉淀1～2 U/10 kg。

（3）凝血酶原复合物：常规剂量为10～20 IU/kg，致命性出血可使用25～50 IU/kg。

（4）凝血Ⅶ因子：已采取标准的控制出血策略和最佳传统止血措施，但大出血和DIC仍持续存在，建议使用；单独颅脑损伤引起的颅内出血不建议使用。

（5）氨甲环酸：创伤后3 h内使用，首剂1 g，后续1 g给药并输注持续8 h。

（6）血钙水平：钙离子水平维持在0.9 mmol/L以上，避免大量输血导致枸橼酸中毒，严重低钙血症可引发血流动力学不稳定。

3. 损伤控制性手术

（1）目的：临时控制出血与继续污染，而不以确定性的手术进行解剖修复。

（2）手术原则：遵循首先控制对生命威胁最大的创伤的原则来决定手术的先后；按照紧急手术（心脏及大血管破裂）、急性手术（腹内脏器破裂、腹膜外血肿、开放骨折）和择期手术（四肢闭合性骨折）的顺序安排手术；如同时都属急性，则先行颅脑手术，然后行胸腹盆腔脏器手术，最后行四肢脊柱手术等，提倡急诊室内进行手术。在第一次救命手术后应选适宜时机实施后续计划性手术。

四、多发伤救治流程

四川省骨科医院多发伤入院救治流程见图5-1-2。多发伤（复合伤）诊疗程序见图5-1-3。

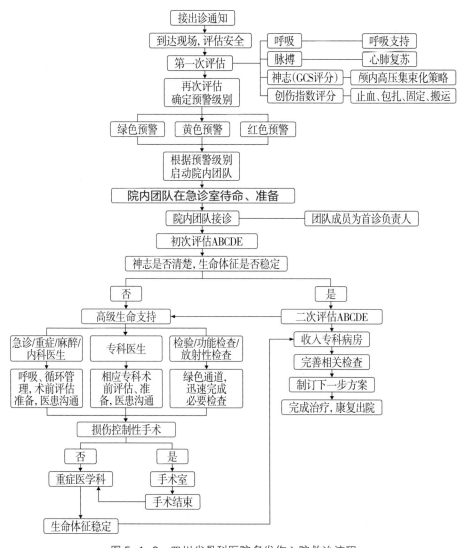

图 5-1-2　四川省骨科医院多发伤入院救治流程

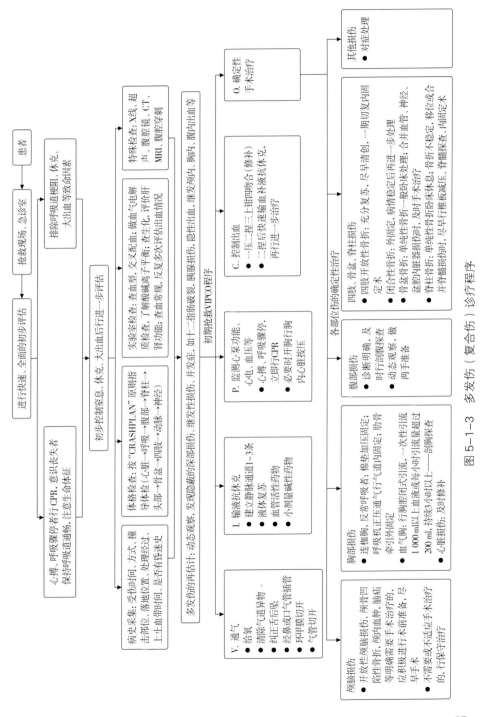

图 5-1-3　多发伤（复合伤）诊疗程序

第六章　常见骨折脱位的中西医结合治疗

第一节　中医正骨在骨折早期的运用

一、中医正骨史

正骨手法历史悠久，约3 000年前的周代就有专治骨折的医生。《周礼·天官冢宰》有疡医专处折疡的记载。

唐代《理伤续断方》中介绍了端、摸、拔、伸等正骨手法，首次运用杠杆力学原理整复骨折，对后世影响深远。

明代薛己的《正骨类要》记述的正骨手法有19条，简明实用；王肯堂的《证治准绳·疡医》也记载了多种正骨手法。

清代《医宗金鉴·正骨心法要旨》总结前人正骨经验，提出了摸、接、端、提、推、拿、按、摩八法，称正骨八法。

1949年后，中医与西医工作者对正骨八法进行了科学研究，加以改进创新和充实提高，提出了新正骨八法。

二、郑氏中医正骨理念核心精髓

郑氏骨科是以郑怀贤领衔、武医结合的骨科派系，是我国现存的武医结合传承的典范。其学术思想的根本是"武医结合"，包括"动静结合"

"内外兼顾""筋骨并重""医患配合"四方面，是传统中医正骨理念的一脉。郑怀贤曾提出"骨正、筋柔、血活"的六字方针，并强调"少年练筋，中年壮骨，老年养气"等学术思想。郑怀贤学术思想中新伤骨折治疗原则见图6-1-1。

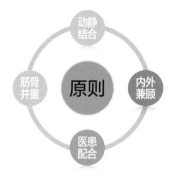

图 6-1-1　郑怀贤学术思想中新伤骨折治疗原则

郑氏正骨学术思想精髓详见图6-1-2。

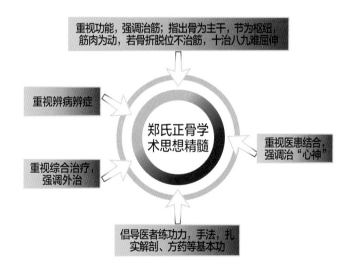

图 6-1-2　郑氏正骨学术思想精髓

传统中医正骨理念与时俱进、开放创新，逐渐成长为以中国古代朴素的唯物论和辩证法中的气血、阴阳、五行等学说为方法论，以整体观为主导思想，以脏腑经络的生理和病理为基础，以辨证论治为诊疗特点的医学体系。起源远古，历经数千年，糟粕精华共存，传统中医正骨理念需要与时俱进，吸纳现代科学技术，去伪存真，创新发展，以适应社会对健康服务的新要求。

三、郑氏正骨十二大手法

郑氏正骨十二大手法见图6-1-3。

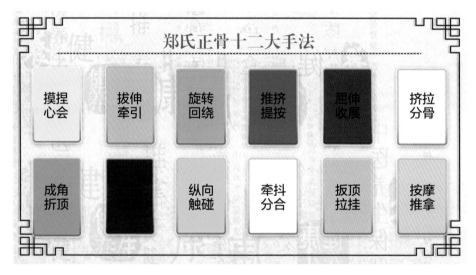

图 6-1-3 郑氏正骨十二大手法

1. 摸捏心会

此法是骨折筋伤手法整复前重要的检查方法。摸捏心会就是术者用手摸捏的方法来检查、判定骨折、脱位、移位情况和筋肉损伤、肿胀情况，并结合影像学检查以"知其体相，认其部位"。此法为骨折脱位整复的基本手法，贯穿整个复位过程。摸捏伤处时宜由远及近、先轻后重、由浅入深，细心检查，以摸捏心会，得心应手。

2. 拔伸牵引

此法是骨折脱位整复中最为重要的手法。拔伸牵引具有极强的科学性，是减少损伤的正确整复方法。它不同于单纯的对抗牵引，而是根据骨折重叠、成角、旋转等畸形的骨纵轴方向，行逆受伤机制的拔伸牵引，有拔出拉伸之义。待畸形和伤肢长度恢复时，再根据骨折移位情况，配合其他整复方法矫正侧向、旋转等移位，达到整复骨折脱位的目的。有的骨折和关节脱位在施行拔伸牵引手法时往往可获得复位成功。拔伸牵引手法多两人配合进行，一人固定伤肢近端适度用力，另一人则握住伤肢远端，沿骨畸形纵轴方向进行拔伸牵引手法。因此，术者只有认真分析骨折受伤机制和移位畸形体相，才能施展正确的拔伸牵引手法，取得理想的整复效果，而不是简单地进行相反方向对抗牵引。术者需谨记拔伸的真正含义和道理，拔伸牵引须持续用力，不可一松一紧，不可猛力牵拉。术者手摸心会感知有骨擦音时，说明骨断面相对，重叠基本矫正。可配合其他整复手法以矫正旋转、侧向、前后等移位。

3. 旋转回绕

此法用于骨折端有旋转移位者。宜在适度拔伸牵引下，确定骨折端无明显软组织嵌卡后，方可行旋转回绕手法整复。由于骨折处所受暴力的复杂性和肌肉收缩力，往往发生骨折端间的旋转移位，术者须认真分析、查看X线片或其他影像学资料，分清骨折端旋转方向，再逆旋转方向行旋转回绕手法方可成功。临床上多用于骨干短斜形骨折中骨折端断面相对的旋转移位，此类骨折易于用旋转回绕手法整复成功。少数短斜形骨折患者，骨折端断面不相对，而是因过度旋转发生骨折端断面"背靠背"的旋转移位，多有软组织嵌夹于骨折端，给手法整复带来困难，因此，术者须仔细分析发生"背靠背"旋转移位的方向，在适度拔伸牵引下，逆旋转方向进行骨折端旋转回绕手法复位，一般都能取得满意的复位效果；否则，会加大损伤，且复位不能成功。

4. 推挤提按

此法为骨折脱位整复的常用手法，主要用于整复骨折脱位的侧向、前后移位或成角移位畸形等。在牵引下，术者用双手指或手掌置于骨折移位的远、近端，以对向用力的推挤提按手法进行复位。一般对于有侧向移位者，用推挤手法；有前后移位者，用提按手法；有成角畸形者，一般在拔伸牵引下，同时配合推挤提按手法整复。肱骨外髁骨折、内上髁撕脱性骨折、桡骨小头脱位和腕、踝以下小关节脱位者，也常用推挤提按等手法捺正整复。值得注意的是，在实施推挤提按整复侧向、前后移位时（特别是近关节部位的骨折和关节脱位），常配合伤肢的屈伸收展或旋转回绕等手法进行整复，易复位成功。

5. 屈伸收展

此法主要用于近关节部位的骨折成角移位和关节脱位的整复，如肱骨外科颈骨折、小儿肱骨髁上骨折及桡骨远端骨折等的整复。根据成角移位畸形情况，助手在拔伸牵引伤肢下做屈伸收展手法，同时术者在骨折部位运用推挤提按等手法整复。以肢体屈伸法整复向前成角畸形，以伸展法整复向后成角畸形，以内收法整复向内成角畸形，以外展法整复向外成角畸形。

6. 挤拉分骨

此法用于尺桡骨骨折、胫腓骨干骨折及掌骨、跖骨骨折发生移位、骨间隙变窄者。在适度牵引下（不宜过度用力牵引），术者用双手拇指与示指、中指、无名指置于并列的两骨折端间隙间使用前后挤压手法，同时提拉分开靠拢的两骨折端，以达到恢复骨间隙和骨折复位的目的。

7. 成角折顶

此法主要用于复位困难，有重叠畸形、前后方移位的横形或锯齿形骨折，常见于前臂骨折、儿童股骨干骨折等。整复时，术者用双手四指在下环抱骨折向下的骨折端，双拇指在上置于高突的骨折另一端，在拔伸牵引下，术者双拇指向下按压，加大成角，使两骨折端断面相接触，然后骤然反折纠正成角，使骨折对合复位。

8. 对扣捏合

此法主要用于整复粉碎性骨折或骨块分离移位，或关节分离移位，如肱骨髁间骨折、股骨髁间骨折、胫骨平台骨折、四肢骨干粉碎性骨折及下尺桡关节分离、胫腓下联合关节分离等。整复时，术者双手指交叉合抱住骨折部或关节分离处，以两手掌（根）对向扣挤分离的骨块或关节进行复位。

9. 纵向触碰

此法主要用于横形或锯齿形骨折在复位后骨折端仍有分离者。整复时，术者双手固定骨折端，由助手用单手或双手纵向送顶伤肢的一端，或从上、下端施加压力纵向触碰，使骨折端稳定、紧密对合。此法不适宜螺旋形、长斜形及严重粉碎性骨折的整复。

10. 牵抖分合

此法主要用于复杂的关节部位骨折、关节脱位有"交锁"难以复位者等。如肱骨外髁翻转型骨折，术者可牵引患者前臂远端行牵抖分合手法，使前臂伸肌在外髁附着处反复牵拉翻转骨块，使其顺正，再施行推挤、屈伸手法复位。胫骨平台粉碎或嵌入压缩骨折，有骨片重叠、塌陷者，则可在拔伸牵引下配合适当的收展手法，使重叠交错的骨块分开，再用推挤手法，将骨块整复合拢复位。肩关节、髋关节及掌指关节脱位有韧带、肌腱"交锁"难以复位者，可在逆受伤机制下进行牵抖、旋转手法，使"交锁"部位得到"解锁"，再用牵拉推挤的手法复位。要求在牵抖时不宜过度用力，否则难以"解锁"复位。肘关节外上旋转脱位合并肱骨内上髁撕脱骨折嵌入关节间隙者，一般手法很难整复，可用分合手法造成脱位机制，分开一定关节间隙。部分脊柱骨折或腰椎间盘突出症患者可在俯卧位行按压牵抖分合手法整复治疗。脊椎小关节紊乱疼痛剧烈者，可在坐位做腰脊先屈后伸使小关节先分后合而整复之或用背法牵抖脊柱治疗。

11. 扳顶拉挂

此法主要用于锁骨骨折、关节脱位及陈旧性骨折畸形的折骨术等。扳顶手法，术者以膝部顶住肢体适当部位并将其作为支点，双手握住该部位两端并将其作为力点，行反向用力的扳拉，达到牵引整复骨折的目的，如锁骨骨折、胸骨骨折的整复及陈旧性骨折成角畸形的骨折等。拉挂手法，用于肩关节、颞颌关节脱位的整复。如肩关节前下脱位，在固定肩部后，术者双手握住伤肢外展向下牵拉，然后顺势骤然向上挂送肱骨头入臼；颞颌关节脱位，术者双手用力向下按压患者下颌磨牙部位，再推送下颌归位。

12. 按摩推拿

此法主要用于骨折、关节脱位部位周围的筋肉、筋腱、筋膜伤损的理筋整复、消瘀止痛，以达骨正、筋柔、关节通利的目的。《医宗金鉴·正骨心法要旨》正骨八法中，就记载了按、摩、推、拿四法，可见按摩推拿手法在骨折脱位、筋伤治疗中具有重要作用。

实践中具体应用中应如《医宗金鉴·正骨心法要旨》所谓"一旦临证，机触于外，巧生于内，手随心转，法从手出"。做到轻、稳、准、巧，即要求术者和助手在手法整复操作过程中要做到精神集中，小心谨慎，配合默契，操作准确，用力恰当，果敢敏捷，灵活机动，争取不增加患者痛苦，做到一次性无创伤正确复位。

第二节　上肢骨折早期急诊急救

一、锁骨骨折

锁骨骨折多为间接暴力损伤，以短斜形骨折为多。骨折后，骨折近端因胸锁乳突肌的牵拉向后上方移位，骨折远端则由于上肢重力和胸大肌、前锯肌的牵拉而向前下方移位。直接暴力多引起横形或粉碎性骨折。骨折严重移位时，锁骨后方的臂丛神经和锁骨下动、静脉可能合并损伤。锁骨骨折患者以少年和儿童占大多数，一般预后良好。

（一）临床特点

（1）有肩部着地或直接打击外伤史。

（2）局部有肿痛、压痛、畸形或骨擦音，婴幼儿伤后常有一侧上肢不敢活动或被活动时啼哭不止。

（3）合并有臂丛神经损伤和锁骨下血管损伤患者，多见于粉碎性骨折，其骨折片垂直、斜刺而易伤及血管、神经。

（二）初步检查

X线检查，可确定骨折类型及移位情况，见图6-2-1。

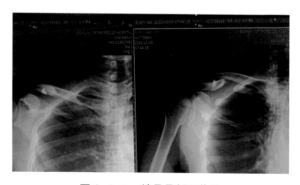

图 6-2-1　锁骨骨折正位片

（三）诊断与鉴别诊断

1. 诊断依据

（1）有明确的外伤史。

（2）症状及体征与临床标准相符合。

（3）X线片或CT检查有明确的骨折征象。

2. 鉴别诊断

（1）病理性骨折：为肿瘤或其转移侵犯骨质所致，轻微外力即致伤，有全身症状，若X线片可见骨质破坏，可排除该诊断。

（2）软组织损伤：有外伤，患处肿胀疼痛，活动受限，但X线片无骨折征象，可与之鉴别。

（四）急诊初步处理

儿童青枝骨折或无移位骨折，无须整复，可用三角巾或颈腕吊带悬吊胸前1～3周，早期功能锻炼即可；中1/3或外1/3骨折需进行手法整复固定。

1. 手法复位

1）膝顶复位法

在局麻或臂丛神经阻滞麻醉下，患者坐于凳上，双手叉腰挺胸。助手位于患者后侧，一足踏于凳上，其膝部顶于患者背部正中，双手握患者两肩外侧，向背后徐徐拔伸，使患者挺胸、双肩后伸，以矫正重叠移位。术者立于患者后方或侧方，用提按手法矫正整复断端移位。

2）郑氏复位法

郑氏复位法即绕肩推挤复位法。此法适用于锁骨骨折有旋转移位者。在臂丛神经阻滞麻醉下，助手一手握住患者一臂，并向外后方伸展，以加大骨折远端向前下移位程度。术者用双手拇指卡住其骨折的远近端，当助手在给患者沿肩做由后绕向前下动作时，术者双拇指同时做推挤动作，即握近端拇指向内后方推压，捏远端拇指用力向前上方推挤，骨折旋转畸形即可矫正，然后再用扳顶法矫正残余移位。

2. 外固定

1）"8"字绷带固定

复位后，在锁骨上下窝分别放置一大小相宜的棉花条或高低垫，上盖一纸壳压板，用胶布交叉固定在皮肤上，然后用"8"字绷带缠绕固定，并用三角巾悬吊患肢于胸前。

2）锁骨带固定

将锁骨带直接安装于双肩，上好搭扣，拉紧扎稳即可，使用、调整都很方便。

（五）进一步治疗方案

患者从固定之日起开始练习握拳，伸屈腕、肘关节。中后期开始做肩关节功能练习，重点是肩外展和旋转运动，外搽郑氏舒活酊（四川省骨科医院院内制剂）做按摩。肩关节功能障碍者，以抚摩、揉捏、搓和摇晃手法进行按摩，帮助恢复肩关节功能。

（六）并发症及风险

非手术治疗患者经复位后，首先应注意观察其伤侧肢体的颜色和知觉，如患者手指发麻或发绀，应立即放松包扎带，早期2～5天检查一次，若发现移位，应及时整复，绷带松动者要加固包扎，睡觉宜采用仰卧或半卧位，并在两肩胛骨之间放置厚度相宜的条状垫物，使其能保持挺胸，于3～4周解除固定。

二、肩胛骨骨折

肩胛骨位于躯干的胸背两侧，与上肢活动方向相适应，其后方被肌肉覆盖，前方有胸廓的保护，骨折发生率低。据统计，肩胛骨骨折仅占肩部损伤的3.4％。

（一）临床特点

（1）一般有直接暴力打击肩胛部外伤史。

（2）局部皮肤有伤痕、瘀斑与血肿，肩胛骨有明显压痛。

（3）肩部活动受限，有时可能触及骨擦感。

（二）初步检查

X线检查，肩胛骨正、侧位均可显示骨折类型及部位，见图6-2-2。如X线诊断有困难时可以选用CT做进一步检查。

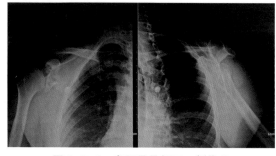

图6-2-2　肩胛骨骨折正、侧位片

（三）诊断与鉴别诊断

1. 诊断依据

（1）有明确的外伤史。

（2）症状及体征与临床标准相符合。

（3）X线片或CT检查有明确的骨折征象。

2. 鉴别诊断

（1）病理性骨折：为肿瘤或其转移侵犯骨质所致，轻微外力即致伤，有全身症状，若X线片可见骨质破坏，可排除该诊断。

（2）软组织损伤：有外伤，患处肿胀疼痛，活动受限，但X线片无骨折征象，可与之鉴别。

（四）急诊初步处理

1. 手法复位

1）无移位或移位轻的骨折

一般以三角巾悬吊伤肢，将前臂固定于胸前2~3周即可。

2）移位重的骨折

可在局麻下行手法复位。患者取坐位，一助手固定患者躯干，一助手牵拉患肢外展70°~90°。术者紧握肱骨头做前后摆动牵引，利用关节囊及韧带的牵拉，使移位骨片复位。

2. 固定

术后拍片证实复位后，在肩胛体部垫一棉垫，外用较硬的纸壳固定，用弹力绷带包扎，患肩予三角巾悬吊固定前臂于胸前即可。严重的粉碎性骨折和肩胛体部骨折复位后，上肢应保持肩外展60°，前屈30°~40°，即功能位，固定3~4周。

3. 牵引

肩胛盂部骨折、肩胛颈部骨折，移位明显者，若手法复位不成功，可予尺骨鹰嘴骨牵引、外展位牵引，重量为2.5~5 kg，3~4周取牵引再换三角巾悬吊胸前。

（五）进一步治疗方案

早期悬吊固定时可进行腕、肘、指关节功能练习，2周后即可练习肩外展、内收及前屈背伸，循序渐进。牵引患者随疼痛减轻而逐渐开始上肢活动及耸肩活动，直至骨折愈合为止，这对于肩胸关节的重建、防止肩胛胸壁间血肿机化、防止粘连、防止肩部僵硬具有重要意义，活动范围由小到大，循序渐进。

（六）并发症及风险

当临床疑诊，特别是对疑肩胛颈、肩胛缘骨折时，应注意加拍肩部的腋位片或切位片，此时应按无移位骨折处理，2周以后复查X线片以明确诊断。

对于粉碎性骨折严重者，过早的活动影响骨折愈合，对预后不利，功能锻炼应在3周后进行，外固定时间不宜过长。

三、肱骨近端骨折

肱骨近端骨折多见于中老年人。患者不慎跌倒时重心倾向患侧，上臂外展或后伸触地，传达暴力致肱骨近端发生骨折。伤肢在内收位触地致伤者较少见。直接暴力所致的肱骨近端骨折多合并肱骨大结节骨折或肩关节脱位。

（一）临床特点

（1）有典型姿势体位受伤史。

（2）肩部肿胀、疼痛，上臂内侧可见皮下瘀斑，患肩活动功能障碍。

（3）肩关节周围有明显压痛，移位严重者可扪及骨擦感及折断异常活动感，可有骨擦音。

（4）严重移位的外展型骨折可出现"假方肩畸形"，需与肩关节脱位相鉴别。

（5）合并肩关节脱位者，会出现"方肩畸形"，在腋下或喙突下可扪及肱骨头。

（二）初步检查

摄肩部X线正、侧位片可明确了解骨折类型及移位方向，见图6-2-3。摄侧位片以穿胸位为宜，具体方法为：健肢上举，球管对准健侧胸壁，上臂处于中立位，射线通过脊柱与胸骨之间，使X线片可清楚地显示出肱骨头有无旋转及骨折移位情况。亦可完善CT检查明确肱骨近端骨折。

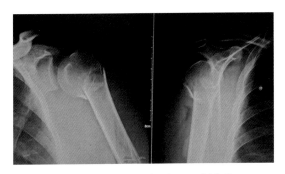

图 6-2-3　肱骨近端骨折正、侧位片

（三）诊断与鉴别诊断

1. 诊断依据

（1）有明确的外伤史。

（2）症状及体征与临床标准相符合。

（3）X线片或CT检查有明确的骨折征象。

2. 鉴别诊断

（1）病理性骨折：为肿瘤或其转移侵犯骨质所致，轻微外力即致伤，有全身症状，X线片可见骨质破坏，可排除该诊断。

（2）软组织损伤：有外伤，患处肿胀疼痛，活动受限，但X线片无骨折征象，可与之鉴别。

（四）急诊初步处理

1. 常规处理

可局部外敷药物，采用小夹板固定后，将患肢用三角巾悬吊于胸前。2～3周即可开始功能活动。

2. 手法整复

（1）后伸型：在臂丛神经阻滞麻醉下，患者取仰卧位，伤肢屈肘90°，前臂中立位于体侧。一助手用宽布带绕过患肢腋下向头顶方向牵拉，另一助手握其肘部顺肱骨干纵轴做顺势对抗牵拉，以矫正重叠及嵌插。术者立于患侧，双手环抱折端，两拇指推近折端向前，余四指提远折端向后，同时嘱牵引远端的助手将上臂上举，若折端向前成角过大，患臂屈曲上举过顶，即可矫正远折端向前移位及向前成角。若远折端同时有向外或向内侧移位及成角，在持续牵引下术者用双手拇指和四指分别按住骨折内外侧近、远端，用提按手法矫正。

（2）外展型：在臂丛神经阻滞麻醉下，患者仰卧位或坐位，患臂外展肘屈曲，两助手牵引方法同后伸型。在顺势牵拉至重叠、嵌插解除后，术者双拇指按住近折端外侧，余四指环抱远折端内侧，用提按手法（按近折端向内，提远折端向外），同时牵引肘部的助手内收上臂矫正向内侧移位和向内侧成角。术者亦可一手握近端，一手握远端行对向推挤使之复位。若骨折同时伴有向前成角，可用前屈过顶法进行矫正。

（3）内收型：在臂丛神经阻滞麻醉下，患者取仰卧位或坐位。患臂于体侧，两助手顺势牵引。术者两拇指于外侧推远折端向内，四指提拉近折端向外，助手同时在牵引下外展上臂，即可复位。若伴有向前成角，可用过顶法矫正。

（4）肱骨近端骨折合并肩关节脱位：在臂丛神经阻滞麻醉下，患者平卧，患肢外展位，用一宽布带绕过患侧腋窝，由一助手向健侧外上方牵拉，两布带间用一木板支撑。另一助手握持患肢腕部进行顺势拔伸牵引，并根据正位X线片上肱骨头旋转的程度，将患肢外展90°以上，拔伸牵引10 min左右，以解除远折端对肱骨头的挤夹，张开破裂的关节囊口，为肱骨头进入关节盂打开通路。术者用两拇指将肱骨头前下缘向上、后、外推顶，余指按住近肩峰处并将其作支点，使肱骨头回纳入肩关节盂而复位。如骨折端仍有侧方移位或成角移位，助手用手按住固定整复好的肩关节，术者用提推法矫正。

（五）进一步治疗方案

1. 外治法

（1）早期：外敷二黄新伤止痛软膏（四川省骨科医院院内制剂），同时进行功能练习。

（2）中晚期：3周后可外用活血化瘀药，外搽郑氏舒活酊按摩，表面抚摩、轻揉、轻搓肩背。

2. 功能锻炼

（1）早期：在手法复位后，外展支架固定或手术固定后开始做握拳。指关节、腕关节屈伸练习。

（2）中晚期：2周以后可做肘关节的屈伸练习，肩部可逐渐进行耸肩练习。4~6周去除固定后可逐渐练习肩前后摆动、上举、外展、爬墙等动作。还可配合中药熏洗、按摩等方法以促进肩关节功能康复。

（六）并发症及风险

肱骨近端骨折伴脱位的患者预后较差，肱骨头发生坏死的可能性极大。要预先告知患者及家属患者可能并发肩关节功能障碍、肩周炎等问题，使患者有思想准备，积极配合。

四、肱骨干骨折

肱骨干上起肱骨外科颈下1 cm，下至肱骨髁上2～3 cm，这之间的骨折称为肱骨干骨折。该骨折多见于青年人。骨干中段骨折常见，下段骨折次之。肱骨干骨折多由直接暴力造成，多发生于肱骨干中段或中偏上段，常为横形或粉碎性骨折。间接暴力受伤者，多见于骨干下段，多为旋转暴力所致，如投掷标枪、掰手腕时，上臂处于90°外展外旋位，肘屈曲，肘尖向上，此时肱骨上段由于胸大肌、背阔肌的急剧收缩发生内旋，肱骨下端由于前臂投掷物的重力作用处于外旋位，上下之间相反的外旋力引起为斜形或螺旋形骨折，易合并桡神经损伤。

（一）临床特点

（1）有受伤史。

（2）好发于青年人。

（3）局部肿胀、疼痛、压痛、功能受限，伤肢可有短缩畸形、成角畸形。

（4）中下1/3骨折患者可合并桡神经损伤。

（二）初步检查

X线检查可确定骨折部位、类型和移位情况，见图6-2-4。

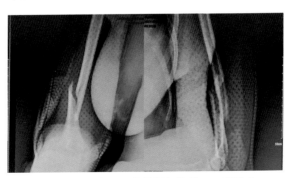

图 6-2-4　肱骨下段骨折复位前正、侧位片

（三）诊断与鉴别诊断

1. 诊断依据

（1）有明确的外伤史。

（2）症状及体征与临床标准相符合。

（3）X线片或CT检查有明确的骨折征象。

2. 鉴别诊断

（1）病理性骨折：为肿瘤或其转移侵犯骨质所致，轻微外力即致伤，有全身症状，X线片可见骨质破坏，可排除该诊断。

（2）软组织损伤：有外伤，患处肿胀疼痛，活动受限，但X线片无骨折征象，可与之鉴别。

（四）急诊初步处理

大多数肱骨干骨折可通过非手术治疗获得良好的效果，见图6-2-5。

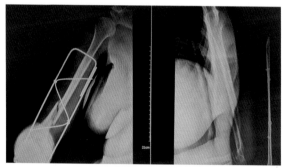

图6-2-5　肱骨下段骨折复位、固定后正、侧位片

1. 手法复位

臂丛神经阻滞麻醉后，患者取坐位或仰卧位，一助手用布带通过腋窝部向上牵引，另一助手握住其前臂，在中立位向下牵引。重叠移位较多的横断骨折，牵引力量可稍大，一般牵引力不宜过大，否则会引起过牵、分离。术者根据移位情况进行整复。

（1）肱骨上1/3骨折（骨折线在三角肌止点以上）：术者站于患侧，两拇指抵住骨折远端外侧，双手四指环抱近端内侧。在维持牵引下，双手四指提近端向外，使与远端向外有成角，两拇指按远端向内即可复位。

（2）肱骨中1/3骨折（骨折线在三角肌止点以下）：术者双拇指抵住骨折近端外侧，余四指置骨折远端的内侧，两拇指推按近端向内，双手四指提拉近端向外，矫正侧方移位后，再用同样手法矫正前后移位。骨折复位后，两助手放松牵引，术者提住骨折部位，轻微摇晃骨折端，可感觉到骨折端有整体接触感，而且骨擦音消失，提示骨折已复位。若复位后一松手出现弹响，则考虑有软组织嵌夹在骨折间，应采用回旋手法，解脱断端间的软组织后再行复位。

（3）肱骨下1/3骨折（投掷骨折）：多为螺旋形骨折，术者一手推骨折远端向内旋，另一手握住近端外旋，同时做旋转推挤扣紧螺旋面。再用提按手法矫正前后移位，即使螺旋面未能对齐，略有少量重叠，两折端接触面大，骨折也能愈合，预后较好。

2. 夹板钢托外固定

肱骨中1/3骨折以两点挤压法或三点挤压法安放纸压垫，而后置夹板4块（前、后、左、右），用束带及绷带捆扎固定，屈肘90°，患肢旋前或中立位用钢丝托板固定，悬吊胸前。肱骨中下段骨折常因肢体重力而产生骨折端分离，固定时需用三角巾将肘部和前臂兜紧。

（五）进一步治疗方案

患者早期做握拳动作，2周后做纵轴耸肩活动。有少量骨痂时，可去除托板，做肘关节屈伸练习，并可适当按摩前臂、肘部。有中量骨痂时，增加肩、肘关节功能练习，直至恢复全部功能。

（六）并发症及风险

（1）治疗及复位时应注意检查患者手部有无神经损伤，其表现为第1及第2掌骨背面皮肤感觉消失。手法整复过程中，若前臂和手指出现剧烈的放射痛，表明有桡神经嵌夹在断端间，此时不宜继续复位，需切开行神经探查。

（2）术后10天之内，拍片检查2～3次，拆除外固定或内固定前必须拍片见骨折愈合后方可取固定物。

（3）注意绷带的松紧，每日调整束带1次，若在肿胀消退后因肢体重力而发生分离，应用推送纵叩法矫正。用弹力绷带在肩肘后绕至前臂兜紧，加强固定，避免分离。

五、肱骨远端骨折

肱骨远端骨折据统计约占肘部骨折的75％，但由于常合并神经、血管损伤及肘关节畸形，故属于较严重的一种损伤，应予足够重视和诊治。肱骨远端骨折多为间接暴力所致，如追逐跌倒、高处跌下或不慎滑倒等。由于跌倒时的暴力方向不同，骨折类型也随之而异。

（一）临床特点

（1）有手掌撑地或肘部着地外伤史。

（2）多发生于儿童。

（3）肘部肿胀、疼痛、畸形、功能丧失，肿胀甚者可出现张力性水疱。

（二）初步检查

注意检查有无神经、血管损伤，如出现垂腕征、桡动脉搏动减弱或消失、手指感觉异常等，应进行肌电图、彩超检查。

一般X线片即可确定骨折类型和移位方向及程度，见图6-2-6。

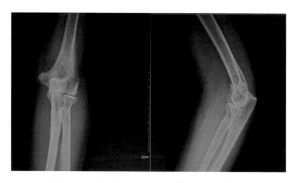

图6-2-6 肱骨远端骨折正、侧位片

（三）诊断与鉴别诊断

1.诊断依据

（1）有明确的外伤史。

（2）症状及体征与临床标准相符合。

（3）X线片或CT检查有明确的骨折征象。

2. 鉴别诊断

（1）病理性骨折：为肿瘤或其转移侵犯骨质所致，轻微外力即致伤，有全身症状，X线片可见骨质破坏，可排除该诊断。

（2）软组织损伤：有外伤，患处肿胀疼痛，活动受限，但X线片无骨折征象，可与之鉴别。

（四）急诊初步处理

1. 手法复位时机

伤后8 h内复位，愈早愈好。若超过24 h肿胀明显，须待肿胀高峰期过一周以后进行延期复位；伴有张力性水疱、剧烈肿胀者，需行尺骨鹰嘴牵引，一周左右再行复位；超过半个月骨折移位明显者须在麻醉下行折骨复位。

2. 手法复位操作步骤

1）麻醉

4岁以下患儿选择腋下入路神经阻滞麻醉；5岁以上患儿选择臂丛神经阻滞麻醉。麻醉显效后即可进行手法复位。

2）体位

患儿由家长正抱坐，肩关节外展约40°。

3）操作

第一步：对抗牵引法，在垂直面进行矫正重叠嵌插移位。一助手双手握上臂上段，另一助手握前臂行中立位牵引，牵引3～5 min。

第二步：扣髁旋转法，矫正旋转移位。术者用双手拇指扣住肱骨远端内外髁，由矢状面内旋至冠状面。

第三步：内推外拉法，矫正侧方移位。在两助手持续牵引状态下，术者双拇指推远端内侧向外，余四指拉近端向内，远端助手桡偏前臂，术者及助手同心协力从而矫正尺移、尺偏。

第四步：推拉屈肘法，矫正前后移位。纠正尺移之后，术者随即将双拇指移至内外髁后侧，推远端向前，余四指抱骨干，拉近端向后。术者用推拉法的同时，握前臂行中立位牵引的助手屈肘纠正前后移位。

4）注意事项

操作准确；拔伸牵引要充分，远近两端要配合，切忌造成旋转；屈肘时切忌过度向前提拉，以免造成前移位。

（五）进一步治疗方案

（1）功能锻炼：骨折复位固定后即可进行功能练习，早期1~2周进行握拳、伸指、屈腕关节活动；中期3周内进行耸肩活动；后期解除外固定后进行积极的肘关节屈伸活动，严禁强力扳拉。医生要对患者进行耐心指导，使患者能"早动、渐动、会动"是后期治疗肱骨远端骨折、防止肘关节畸形的重要目标。

（2）按摩疗法：早期宜在手指、手腕部给予轻柔的抚摸或按推压消肿；中后期骨折稳定，去除固定之后，应一边配合熏洗，一边进行按摩，并可轻度活动肘关节。按摩时以肘关节为中心进行揉、提、抖动、摇晃手法。各期按摩手法轻柔，以不引起疼痛为度。

（六）并发症及风险

关注复位术前和术后患侧的肢端血运情况、桡动脉搏动情况、手法及腕关节的感觉和活动情况。外固定时间为2~3周，如肘关节的固定时间过长，则功能恢复难。肘部血运丰富、关节娇嫩，不宜多次强力复位、扳拉，以防止骨化性肌炎的发生。

六、尺骨鹰嘴骨折

尺骨鹰嘴骨折是肘部常见损伤，成人多见。除少数尺骨鹰嘴尖端撕脱骨折外，大多数骨折线波及关节面的关节内骨折。由于肘关节伸、屈肌的收缩作用，骨折很容易发生分离移位。因此，在治疗时，恢复关节面的正常解剖对位和肘关节的早期活动是获得良好功能的重要措施。如果关节面对合不整齐，日后可能引起创伤性关节炎，导致关节疼痛和功能受限。

（一）临床表现

尺骨鹰嘴背侧表浅，骨折后局部肿胀明显。若肘关节内积血，肘关节两侧肿胀、隆起。压痛比较局限，有时可触及骨折线。肘关节呈半屈状，伸屈功能障碍。

（二）初步检查

X线片可明确骨折类型和移位程度，见图6-2-7。

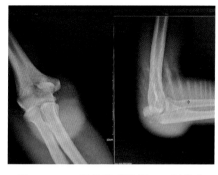

图6-2-7　尺骨鹰嘴骨折正、侧位片

（三）诊断与鉴别诊断

1. 诊断依据

（1）有明确的外伤史。

（2）症状及体征与临床标准相符合。

（3）X线片或CT检查有明确的骨折征象。

2. 鉴别诊断

（1）病理性骨折：为肿瘤或其转移侵犯骨质所致，轻微外力即致伤，有全身症状，X线片可见骨质破坏，可排除该诊断。

（2）软组织损伤：有外伤，患处肿胀疼痛，活动受限，但X线片无骨折征象，可与之鉴别。

（四）急诊初步处理

1. 治疗原则

尺骨鹰嘴骨折，骨折线大多涉及关节，因此强调正确对位。儿童尺骨鹰嘴青枝骨折、无移位骨折或老年人粉碎性骨折移位不明显者，不必手法整复，可仅夹板固定，早期进行功能锻炼。有分离移位者，则必须进行手法整复，要求达到解剖复位，以恢复关节面的平整光滑，恢复肘关节的稳定性和屈伸活动功能，避免发生创伤性关节炎。

2. 手法整复

若局部肿胀较严重，难以摸清骨折近端者，整复前可先穿刺抽出关节内瘀血，然后再进行手法整复。患者行臂丛神经阻滞麻醉后，取仰卧位或坐位。助手站于患者后外侧，用双手固定上臂不动。术者站于患者前方，一手握患肢前臂，将肘关节置于微屈位，前臂旋后，使肱三头肌松弛。另一手拇、示、中三指分别放在鹰嘴的内、外及后方，用力将近段骨折片向下推挤，使之向骨折端靠拢，并可稍加摇晃，至粗糙的骨摩擦感消失、骨折片有稳定感时，即已复位。捏鹰嘴的拇、示、中指仍保持向下推按，握前臂之手将肘关节徐徐伸直，并屈伸数次，使半月切迹的关节面恢复。用钢丝托固定肘关节于屈曲20°～60°位，前臂固定带悬吊于胸前。

（五）进一步治疗方案

1. 达到功能复位要求

患者在急诊完成手法复位后，复查X线与CT三维重建，达到功能复位要求时，维持钢丝托外固定，指导患者早期进行手及肩关节的活动，促进血液循环，以利于减轻水肿，密切观察手部及伤肢的血液供应情况，嘱患者定期进行门诊复查。

2. 未达到功能复位要求

未达到功能复位要求的患者，需完善入院检查，住院治疗。

（六）并发症及风险

鹰嘴骨折早期移位风险大，若功能锻炼不及时可能导致后期肘关节僵硬。

七、桡骨头骨折

桡骨头骨折多见于少年儿童，青壮年亦可发生。桡骨头骨折多由间接暴力造成。跌倒时手掌先着地，肘关节处于伸直和前臂旋前位，暴力沿着前臂桡侧向上传达，使桡骨头撞击肱骨小头而发生骨折。

（一）临床表现

桡骨头骨折主要临床表现是肘关节功能障碍及肘外侧局限性肿胀或压痛，尤其前臂旋后功能受限最明显。

（二）初步检查

拍摄肘关节前后位和侧位X线片可以诊断并能确定骨折类型，见图6-2-8。必要时可做双侧对比片，借此鉴别。

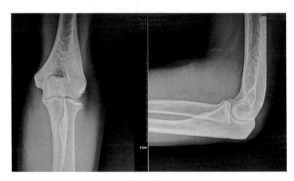

图6-2-8　桡骨头骨折前后、侧位片

（三）诊断与鉴别诊断

1. 诊断依据

（1）有明确的外伤史。

（2）症状及体征与临床标准相符合。

（3）X线片或CT检查有明确的骨折征象。

2. 鉴别诊断

病理性骨折：为肿瘤或其转移侵犯骨质所致，轻微外力即致伤，有全身症状，X线片可见骨质破坏，可排除该诊断。

软组织损伤：有外伤，患处肿胀疼痛，活动受限，但X线片无骨折征象，可与之鉴别。

（四）急诊初步处理

桡骨头骨折为关节内骨折，要求有良好的复位，以恢复肘关节的屈伸活动功能和前臂的旋转功能。若复位不良，则容易造成肘关节伸屈和前臂旋转功能障碍。整复前术者用拇指在桡骨头外侧进行揉摩，使局部肿胀消退，准确地摸出移位的桡骨头。患者行臂丛神经阻滞麻醉后取坐位，复位时，助手固定上臂，术者立于患侧，一手握持前臂，将肘关节伸直，并拔伸牵引，另一手置于患肘背侧，拇指在外，按住移位的桡骨头，余指在内侧扣住肱骨内髁并向外扳，使肘关节在拔伸的基础上内翻，将肱桡关节的间隙张大。握持前臂之手将前背轻轻来回旋转，另一手的拇指把桡骨头向上，向内侧推挤，使其复位。骨折复位后，术者拇指仍按住桡骨头，另手将患肘缓慢地屈曲至90°。翻转移位者复位时，在肘关节伸直内收位，先用拇指尖将翻转骨折块的上端（即桡骨头关节面的内缘）向尺侧顶按入肱桡关节间隙，另一手拇指在骨折块下端（即桡骨头关节面的外侧缘）向上推顶，使骨折块翻回，再按上法进行复位。复位完成后用钢丝托固定肘关节于屈曲90°位，前臂固定带悬吊于胸前。

（五）进一步治疗方案

1. 达到功能复位要求

患者在急诊完成手法复位后，复查X线与CT三维重建，达到功能复位要求时，维持钢丝托外固定，指导患者早期进行手及肩关节的活动，促进血液循环，以利于减轻水肿，密切观察手部及伤肢的血液供应情况，嘱患者定期进行门诊复查。

2. 未达到功能复位要求

未达到功能复位要求的患者，需完善入院检查，住院治疗。

（六）并发症及风险

桡骨头骨折早期移位风险大，若功能锻炼不及时可能导致后期肘关节僵硬。

八、尺桡骨干双骨折

尺桡骨干双骨折多见于儿童与青壮年，多发生于前臂中部与下部。

（一）临床特点

有明显外伤史，前臂伤后疼痛、肿胀及功能障碍，特别是前臂不能进行旋转活动；肢体骨折部位的压痛明显，且有肢体环形压痛，局部有明显畸形，有时可触及骨擦感。

（二）初步检查

X线检查既可确诊，又可明确骨折类型、移位方向等，有助于手法复位外固定治疗，见图6-2-9。注意X线片应包括上、下尺桡关节，以免遗漏关节脱位，临床检查中容易遗漏对上、下尺桡关节的检查。若怀疑手部血管、神经功能存在问题，可加做血管彩超和神经肌电图检查。

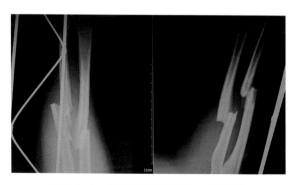

图6-2-9　尺桡骨干双骨折正、侧位片

（三）诊断与鉴别诊断

1. 诊断依据

（1）有明确的外伤史。

（2）症状及体征与临床标准相符合。

（3）X线片或CT检查有明确的骨折征象。

2. 鉴别诊断

（1）病理性骨折：为肿瘤或其转移侵犯骨质所致，轻微外力即致伤，有全身症状，X线片可见骨质破坏，可排除该诊断。

（2）软组织损伤：有外伤，患处肿胀疼痛，活动受限，但X线片无骨折征象，可与之鉴别。

（四）急诊初步处理

1. 拔伸牵引

患者行臂丛神经阻滞麻醉后取坐位，助手握肘上，另一助手握手部的大小鱼际。助手先顺势拔伸数分钟，以矫正骨折的重叠和成角畸形。依据骨折远端对骨折近端的原则，再将前臂远端根据近端旋转的方向而置于一定的位置中继续进行牵引，以矫正旋转畸形。如尺桡骨干上1/3骨折，桡骨骨折近端因受肱二头肌和旋后肌的牵拉而呈屈曲旋后位，骨折远端因受旋前圆肌和旋前方肌的牵拉而呈旋前位，故前臂远端须置于旋后位进行拔伸牵引。如此即易于矫正骨折重叠、成角和旋转畸形。

2. 成角折顶

术者双手先将尺桡骨骨折近、远端侧方移位矫正为单纯的同一方向的掌、背侧重叠移位，然后术者双手拇指在背侧按住突出的骨折端，双手其他四指托住向掌侧下陷的骨折另一断端。待各手指放置准确后，在较轻的牵引下，慢慢地向原来成角变位的方向加大成角，同时双手拇指由背侧推按突出的骨折端。待成角加大到一定程度，感到两骨折端同一侧的皮质对端相顶后，骤然回向反折。反折时，拇指继续向掌侧推按向背侧突出的骨折端，而示、中、环三指用力向背侧托顶下陷的骨折另一端。其方向可正、可斜，力量可大、可小，完全依骨折端移位的程度及方向而定。中1/3及下1/3骨折，通过折顶手法，骨折远、近段断端都可对顶相接，侧方移位亦基本矫正，获得较好的复位。上1/3骨折，因该处肌肉丰厚，骨间隙狭窄，通过折顶手法，尺骨较易整复，但桡骨近端易向桡侧、背侧旋转移位，远端则向尺侧、掌侧旋转移位，须采用挤捏分骨手法。进行折顶时，应注意折角不宜过大，以免损伤神经、血管；并应注意骨折端勿刺破皮肤，以免闭合骨折转化为开放骨折。

3. 夹挤分骨

尺桡骨骨干双骨折后，骨间膜松紧不均，骨折端容易互相成角向轴心靠拢，影响前臂的旋转功能，故必须使其骨间隙恢复正常。夹挤分骨，是整复前臂骨折的重要手法。术者双手分别置于患肢桡侧和尺侧，双手的拇指及示、中、环三指分别置于骨折部的背、掌侧，沿前臂纵轴方向夹挤骨间隙。在夹挤的同时双手分别将尺骨、桡骨向尺桡两侧提拉，使向中间靠拢的尺骨、桡骨断端向尺桡侧各自分开，两骨间的骨间膜恢复其紧张度，以牵动尺骨、桡骨的骨间嵴，使之恢复两骨正常的相互对峙的位置，并可矫正部分残余侧方移位。

4. 回旋捺正

斜形或螺旋形骨折，骨折端有背向侧方移位时，其背向侧重叠较多，单靠拔伸牵引无法矫正背向重叠移位；若用暴力推按复位，则容易将骨尖折断，甚至造成骨折端劈裂，而影响骨折部的稳定性。采用回旋捺正手法，可较省力地进行复位。

两助手略加牵引，术者一手固定骨折近端，另一手将骨折远端按造成背向移位的路径，紧贴骨折近段逆向回旋，矫正背向移位，使两骨折面对合，再相对挤按捺正，使两骨折面紧密接触，即可复位。回旋时，两骨端要互相紧贴，以免损伤血管神经或加重软组织损伤。如感觉有软组织阻挡，即应改变回旋方向。

5. 扳提推按

横形或短斜形骨折有侧方移位者，可采用扳提推按手法。矫正重叠或旋转移位后，助手继续维持牵引，术者在分骨情况下一手捏持骨折近端，另一手捏持骨折远端。若骨折端向尺桡侧移位（即内、外侧移位），须向中心推按向尺桡侧移位的骨折端。若骨折端向掌、背侧移位（即前、后侧移位），须将下陷的骨折端向上扳提，同时将上凸的骨折端向下推按。若同时有尺桡侧及掌、背侧移位时，扳提推按要斜向用力，使之复位。

6. 摇晃捻正

经上述手法复位后，若锯齿状横断骨折仍有轻微侧方移位，可采用摇晃捻正手法。术者两手拇指及示指分别由掌、背侧紧紧捏住已复位的骨折部。先嘱牵引远侧端的助手轻轻地小幅度地旋转，并向尺桡侧微微摇晃骨折远端。然后术者两手紧捏骨折部，向尺桡侧及掌、背侧轻微摇晃骨折部，矫正残余的轻微的侧方移位。一般在开始摇晃时，可听到极微细的骨擦音，待骨擦音完全消失，而且骨折端无滑动感后，即提示骨折已整复成功。

7. 触顶合骨

骨折复位后，如属稳定性骨折，可用纵向触顶合骨手法。一助手固定骨折近端，术者两手紧捏骨折部，另一助手握持骨折远端向骨折近端纵向触顶，使骨折断端互相嵌插而紧密吻合，有利于骨折整复后的稳定性。若为不稳定性骨折，则不宜采用此法。

8. 按摩理顺

术者在分骨情况下，一手固定骨折部，另一手沿骨干纵轴往返按摩，顺骨捋筋，以舒经脉和消肿止痛。

9. 固定方法

在助手维持牵引下，用前臂四块夹板、中立板、钢丝托固定后，悬吊于胸前。

（五）进一步治疗方案

（1）达到功能复位要求的患者，定期门诊复查。

（2）未达到功能复位要求的患者，完善入院前检查，收入住院治疗。

（六）并发症及风险

临床检查中容易遗漏对上、下尺桡关节的检查和对手部血供、神经功能的检查。注意双臂是否存在骨-筋膜室综合征。

九、孟氏骨折

尺骨半月切迹以下的上1/3骨折，合并桡骨头脱位，称为孟氏骨折。孟氏骨折可见于各个年龄组，以儿童和少年多见。成人孟氏骨折较少，但发生时所受暴力较大，容易出现尺桡双骨折伴桡骨头脱位。

（一）临床表现

受伤后肘部和前臂肿胀、疼痛，前臂旋转功能障碍，移位明显者背侧可见尺骨成角畸形。检查时，在肘关节前外、后外或外侧可以摸到脱出的桡骨头，骨折和脱位处压痛明显，被动旋转前臂时有锐痛，可扪及骨擦感和异常活动，听见骨擦音。若为不完全骨折，无异常活动和骨擦感，前臂旋转功能稍差。

（二）初步检查

检查时应注意腕和手指感觉和运动功能，以便确定是否因桡骨头向外脱位而合并桡神经损伤。X线检查可以明确骨折的类型和移位的方向，见图6-2-10。拍摄X线片时应包括肘、腕关节，注意有无合并上、下桡尺关节脱位。

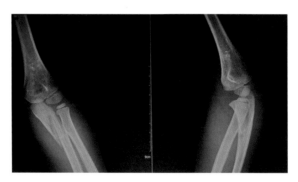

图6-2-10　孟氏骨折正、侧位片

（三）诊断与鉴别诊断

1. 诊断依据

（1）有明确的外伤史。

（2）症状及体征与临床标准相符合。

（3）X线片或CT检查有明确的骨折征象。

2. 鉴别诊断

（1）病理性骨折：为肿瘤或其转移侵犯骨质所致，轻微外力即致伤，有全身症状，X线片可见骨质破坏，可排除该诊断。

（2）软组织损伤：有外伤，患处肿胀疼痛，活动受限，但X线片无骨折征象，可与之鉴别。

（四）急诊初步处理

1. 手法复位

1）伸直型

患者行臂丛神经阻滞麻醉后平卧，肩外展70°～90°，肘伸直，前臂中立位。一助手握持上臂下段，另一助手握持腕部，两助手行拔伸牵引，持续3～5 min，矫正重叠移位。术者立于患者外侧，两拇指放在桡骨头外侧和前侧，向尺侧、背侧按捺，同时嘱牵引远端的助手将肘关节徐徐屈曲90°，使桡骨头复位，复位后嘱牵引近端的助手，用拇指固定桡骨头，维持复位。然后术者两手紧捏尺骨骨折端，助手在牵引下来回小幅度旋转前臂，并逐渐屈曲肘关节，利用已复位的桡骨的支撑作用使尺骨对位。若仍有向掌侧、桡侧成角移位情况，术者可将尺骨骨折远端向尺侧、背侧按捺、提拉，使之复位。若仍有残余侧方移位，可用摇晃手法加以矫正。

2）屈曲型

患者行臂丛神经阻滞麻醉后平卧，肩外展70°～90°，肘半屈。一助手握持上臂下段，另一助手握腕部，两助手进行拔伸牵引。术者两拇指在背侧、桡侧按住桡骨头并向掌侧、尺侧按捺，同时助手将肘关节徐徐伸直，使桡骨头复位，有时还可听到或感觉到桡骨头复位的滑动声。然后术者在尺、桡骨间隙挤捏分骨，并将尺骨骨折远端向掌侧、尺侧按捺，使尺骨复位。

3）内收型

患者行臂丛神经阻滞麻醉后，平卧，肩外展，肘伸直或半伸屈，前臂旋后。两助手分别握持上臂下段和腕部，进行拔伸牵引。术者站于患肢外侧，拇指放在桡骨头外侧，向内侧推按脱出的桡骨头，使之还纳。同时助手在维持牵引下将患者肘关节外展，尺骨向桡侧成角亦随之矫正。

4）特殊型

患者行臂丛神经阻滞麻醉后，平卧，桡骨头脱位的整复手法同内收型。桡骨头复位后，术者用手捏住复位的桡骨头作临时固定，再按桡尺骨干双骨折处理，应用牵引、分骨、反折、按捺等手法，使之复位。

2.固定方法

复位后，在维持牵引下，先以尺骨骨折平面为中心，在前臂的掌侧与背侧各置一分骨垫，在骨折的掌侧（伸直型）或背侧（屈曲型）置一平垫；在桡骨头的前外侧（伸直型、特殊型），或后外侧（屈曲型），或外侧（内收型）放置葫芦垫；在尺骨内侧的上下端分别放一平垫，用胶布固定。然后在前臂掌、背侧与桡、尺侧分别放上长度适宜的夹板，用四道扎带捆绑。

（五）进一步治疗方案

（1）达到功能复位要求的患者，定期门诊复查。

（2）未达到功能复位要求者，完善入院前检查，收入住院治疗。

（六）并发症及风险

临床检查中容易遗漏对上、下尺桡关节的检查和对手部血供、神经功能的检查。注意是否并发骨–筋膜室综合征。注意是否并发桡神经损伤。

十、桡骨远端骨折

桡骨远端骨折是指桡骨远端关节面以上2～3 cm的骨折，是腕部最常见的骨折，多见于老年人和青壮年。

（一）临床表现

患者腕部剧痛、局部肿胀，不敢活动，有时可见皮下瘀血，手指处于半屈曲休息位，不敢握拳，需要健手托扶患手方能减轻些疼痛。

（1）银叉状畸形骨折远端连同手部向背侧移位。

（2）枪刺状畸形骨折远端连同手部向桡侧移位，中指轴线与桡骨轴线不在同一平面上。

（二）初步检查

X线片见桡骨在距关节面3 cm左右处横断（图6-2-11）。正位片上远折端向桡侧移位，可与近折端有嵌插，下尺桡关节距离增大（分离）。桡骨下端关节面向尺侧倾斜度减少，正常为20°～25°，骨折后可减小为5°～15°甚至消失；侧位片上，桡骨远端向背侧移位，关节面掌侧倾斜角度减少或消失，正常为10°～15°。在老年人患者中，远折端可呈粉碎性骨折。

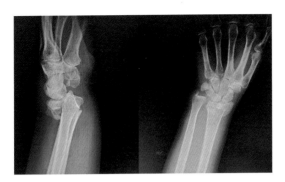

图 6-2-11　桡骨远端骨折正、侧位片

（三）诊断与鉴别诊断

1. 诊断依据

（1）有明确的外伤史。

（2）症状及体征与临床标准相符合。

（3）X线片或CT检查有明确的骨折征象。

2. 鉴别诊断

（1）病理性骨折：为肿瘤或其转移侵犯骨质所致，轻微外力即致伤，有全身症状，X线片可见骨质破坏，可排除该诊断。

（2）软组织损伤：有外伤，患处肿胀疼痛，活动受限，但X线片无骨折征象，可与之鉴别。

（四）急诊初步处理

患者行臂丛神经阻滞麻醉后，取端坐位，屈肘90°，前臂维持旋前位。一助手握持患者大、小鱼际，另一助手环抱前臂近端近肘关节处，先行对抗牵引，纠正重叠及嵌插移位；在持续牵引下术者先采用尺偏或桡偏捺正手法纠正侧方移位，然后采用屈伸、端提、挤按等手法纠正成角及掌背侧移位。最后按顺序分别于腕关节背侧、掌侧、桡侧、尺侧放置4块夹板并用束带固定，掌侧夹板远端与远端掌横纹齐平，背侧夹板长于掌侧约1 cm，桡侧夹板远端与背侧夹板平齐，尺侧夹板远端与尺骨茎突平齐，夹板长度均大于前臂总长的2/3，不超过肘关节。夹板固定后于前臂尺侧放置中立板，用绷带将其固定。屈肘90°，前臂中立位，用三角巾悬吊患肢于胸前。

（五）进一步治疗方案

（1）达到功能复位要求的患者，定期门诊复查。

（2）未达到功能复位要求者，完善入院前检查，收入住院治疗。

（六）并发症及风险

临床检查中容易遗漏对上、下尺桡关节的检查和对手部血供、神经功能的检查。如近侧断端压及正中神经，则有手指麻木等正中神经功能障碍表现。

十一、肩锁关节脱位

肩锁关节脱位是指肩峰内端及锁骨外端失去正常的对应关系，发生错位。肩锁关节损伤包括肩锁韧带和喙锁韧带的撕裂。当只有肩锁韧带损伤时仅能引起半脱位，若同时伴有喙锁韧带断裂则发生全脱位。

（一）临床特点

1.肩锁关节半脱位

（1）有明确的肩部外伤史或上肢牵拉病史。

（2）肩锁关节部位疼痛、肿胀、肩关节功能受限，肩关节上举时肩锁关节疼痛加重且上举困难。

（3）锁骨外端向上移位，肩峰与锁骨不在同一水平面上，可触及高低不平的肩锁关节，按压锁骨外端可感到有浮动感，水平方向推拉锁骨时可有前后不稳定感。

2.肩锁关节全脱位

（1）患者不但有明确外伤史，且所受暴力较大。

（2）肩部肿胀明显，肩关节活动困难，患侧上肢外展、上举困难。

（3）锁骨远端隆起，明显"阶梯状"畸形，肩锁关节处可摸到一凹陷沟，局部按压有明显弹跳征，即琴键征。

（二）初步检查项目

1.肩锁关节半脱位

X线检查可显示锁骨外端轻度向上翘起，肩锁关节间隙略有增宽，喙锁间隙无明显增宽改变。

2. 肩锁关节全脱位

锁骨外端与肩峰完全分离，并明显向上移位，喙锁间隙增宽，见图6-2-12。

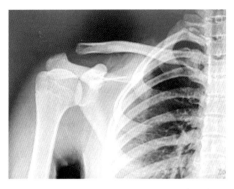

图 6-2-12　肩锁关节全脱位复位前正位片

（三）诊断与鉴别诊断

1. 诊断依据

（1）有明确的外伤史。

（2）症状及体征与临床标准相符合。

（3）X线片或CT检查有明确的骨折征象。

2. 鉴别诊断

（1）病理性骨折：为肿瘤或其转移侵犯骨质所致，轻微外力即致伤，有全身症状，X线片可见骨质破坏，可排除该诊断。

（2）软组织损伤：有外伤，患处肿胀疼痛，活动受限，但X线片无骨折征象，可与之鉴别。

（四）急诊初步处理

1. 复位

患者取坐位，术者一手将肘关节向上托，另一手将锁骨外端向下按压，肩锁关节即可复位（图6-2-13）。

2.固定

加压"8"字绷带外固定，前臂悬吊制动。肩锁关节半脱位固定3～4周，全脱位固定5～6周。

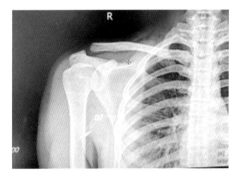

图 6-2-13　肩锁关节脱位复位后正位片

（五）进一步治疗方案

肩锁关节半脱位多采取非手术治疗，若持续疼痛且影响功能再考虑手术治疗；肩锁关节全脱位对手法复位失败者，结合患者年龄、身体条件，以及患者要求可考虑手术治疗。

（六）并发症以及风险

遗留轻微脱位，活动受限，疼痛，加速肩锁关节退变等。

第三节　下肢骨折早期急诊急救

一、股骨颈骨折

股骨颈骨折属于髋部常见骨折之一，系指由股骨头下至股骨颈基底部之间的骨折。股骨颈骨折常发生于老年人，随着平均寿命的延长，其发病率日渐增高。

（一）临床特点

（1）患者均有明显的外伤病史，多表现为髋部伤后疼痛及功能障碍，髋部有自发疼痛，可放射到大腿内侧和膝部，移动患肢时疼痛加重。腹股沟韧带中点稍下方有明显压痛。在患肢足跟部或大转子局部叩打，髋部也感疼痛。

（2）移位骨折的患者在伤后不能坐起或站立，但也有一些无移位的线形骨折或嵌插骨折患者在伤后仍能走路或骑自行车，应给予注意。

（二）初步检查项目

1. X线检查

摄髋关节正、斜位X线片可明确骨折部位、类型和骨折移位情况，见图6-3-1。值得注意的是，有些无移位骨折在伤后立即拍摄的X线片上可能看不见骨折线，骨折后2～3周，因骨折处部分骨质发生吸收现象，骨折线才清楚显示出来。对疑有骨折

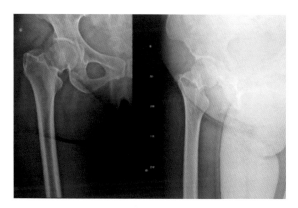

图6-3-1　右股骨颈骨折正、侧位片

而初次摄片未见骨折者，应先按无移位骨折处理，1~2周再摄片复查。

2. CT检查

CT能显示组织结构横断解剖的空间关系，而且分辨率高，当X线诊断有困难时可以选用CT做进一步检查。

3. 其他检查

MRI检查与CT检查有着共同优点，且对于骨折的及早发现有重要意义。

（三）诊断与鉴别诊断

1. 诊断依据

（1）有明确的外伤史。

（2）症状及体征与临床标准相符合。

（3）X线片或CT检查有明确的骨折征象。

2. 鉴别诊断

（1）病理性骨折：为肿瘤或其转移侵犯骨质所致，轻微外力即致伤，有全身症状，X线片可见骨质破坏，可排除该诊断。

（2）软组织损伤：有外伤，患处肿胀疼痛，活动受限，但X线片无骨折征象，可与之鉴别。

（四）急诊初步处理

急诊可用钢丝托板于髋关节外侧将患肢置于外展位临时固定，为入院治疗做准备，见图6-3-2、图6-3-3。

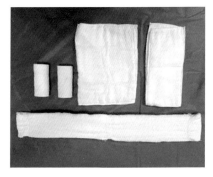

图6-3-2 固定材料准备

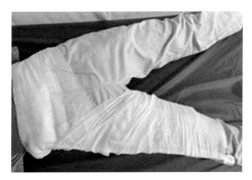

图6-3-3 外展位临时固定

（五）进一步治疗方案

完善入院前检查，收入住院治疗。

（六）并发症及风险

本病多发生于年老体弱者，患者因长期卧床易发生各种并发症，如肺炎、血管栓塞、心力衰竭、肾盂肾炎或压力性损伤等，要注意全身状况，以防贻误病情。

二、股骨粗隆间骨折

股骨粗隆间骨折多发生于老年人，女性发病率高于男性。老年人骨质疏松，肢体不灵活，当下肢突然扭转、跌倒或大转子直接触地容易造成骨折。由于转子部受到内翻及向前成角的复合应力，引起髋内翻畸形和以小转子为支点的嵌压形成小转子蝶形骨折，亦可由髂腰肌突然收缩造成小转子撕脱骨折。

（一）临床特点

（1）患者均有明显的外伤病史，多表现为髋部疼痛、肿胀及功能障碍。

（2）多数患者髋部不能活动，骨折部位压痛明显。

（3）骨折移位明显时，伤肢可见明显外旋、短缩畸形。

（4）少数患者可能伴有神经血管损伤，表现为肢体远端感觉、运动异常等。

（二）初步检查项目

1. X 线检查

X线检查对选择骨折治疗方式具有重要的价值。凡是疑为骨折者应该常规进行X线检查，见图6-3-4。骨盆正位及髋关节侧斜位X线检查是必须的，其不仅能确定骨折的存在，而且能准确判断骨折移位情况，为选择治疗方案提供依据。

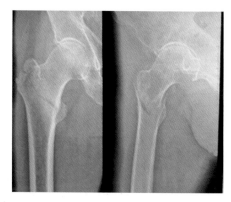

图 6-3-4　右股骨粗隆间骨折正位片

2. CT 检查

CT能显示组织结构横断解剖的空间关系，而且分辨率高，当X线诊断有困难时可以选用CT做进一步检查。

3. 其他检查

MRI检查可以排除X线检查及CT不易查出的隐匿性骨折；彩超可以检测血管方面的损伤。

（三）诊断与鉴别诊断

1. 诊断依据

（1）有明确的外伤史。

（2）症状及体征与临床标准相符合。

（3）X线片或CT检查有明确的骨折征象。

2. 鉴别诊断

（1）病理性骨折：为肿瘤或其转移侵犯骨质所致，轻微外力即致伤，有全身症状，X线片可见骨质破坏，可排除该诊断。

（2）软组织损伤：有外伤，患处肿胀疼痛，活动受限，但X线片无骨折征象，可与之鉴别。

（四）急诊初步处理

急诊可用钢丝托板于髋关节外侧行临时固定，为入院治疗做准备，见图6-3-5、图6-3-6。

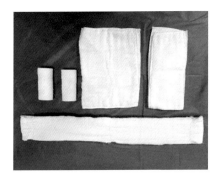

图 6-3-5　固定材料准备

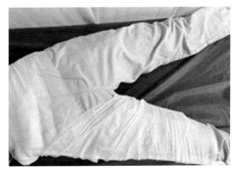

图 6-3-6　外展位临时固定

（五）进一步治疗方案

完善入院前检查，收入住院治疗。

（六）并发症及风险

本病多发生于年老体弱者，患者因长期卧床，容易发生各种并发症，如肺炎、血管栓塞、心力衰竭、肾盂肾炎或压力性损伤等，故临床辨证必须慎重，要患者注意全身状况，以防贻误病情。

三、股骨干骨折

股骨干骨折包括股骨小转子下5 cm至股骨髁上5 cm的股骨骨折，约占全身骨折的6%，患者中男性多于女性，多发生于20～40岁的青壮年，其次为10岁以下的儿童。

（一）临床特点

（1）患者均有明显的外伤病史，多表现为大腿伤后疼痛、肿胀及髋膝功能障碍。

（2）患者患肢无法活动，骨折部位剧烈疼痛，完全骨折者可有骨擦感和异常活动，闻及骨擦音。

（3）骨折移位明显者，可有短缩和成角畸形。

（4）股骨下1/3骨折者有较高的血管神经损伤风险。

（二）初步检查项目

1. X线检查

X线检查对骨折的治疗具有重要的价值，见图6-3-7。大腿正、侧位的X线检查是必须的，且投照时需包含髋部及膝盖，其不仅能确定骨折的存在，而且能准确判断骨折移位情况，为选择治疗方案提供依据。

2. CT检查

CT能显示组织结构横断解剖的空间关系，而且分辨率高，X线诊断有困难

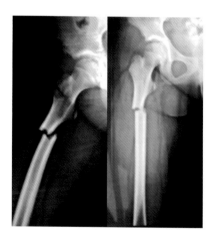

图6-3-7 右股骨干骨折正位片

时可以选用CT做进一步检查。

3. 其他检查

彩超及血管造影可以检测血管方面的损伤。

（三）诊断与鉴别诊断

1. 诊断依据

（1）有明确的外伤史。

（2）症状及体征与临床标准相符合。

（3）X线片或CT检查有明确的骨折征象。

2. 鉴别诊断

（1）病理性骨折：为肿瘤或其转移侵犯骨质所致，轻微外力即致伤，有全身症状，X线片可见骨质破坏，可排除该诊断。

（2）软组织损伤：有外伤，患处肿胀疼痛，活动受限，但X线片无骨折征象，可与之鉴别。

（四）急诊初步处理

处理股骨干骨折应首先着眼于全身情况，首先防治创伤性休克。同时，采用最简单、最有效的方法固定，如用股骨干夹板配合两块合适的钢托分别放于患肢内、外侧，内侧板抵住会阴部，外侧板超过骨盆平面，两板下抵踝部或足底，用布带或绷带绑住。可将患肢与健肢固定在一起搬运。见图6-3-8、图6-3-9。

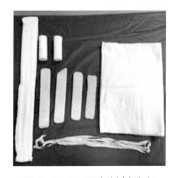 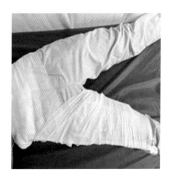

图 6-3-8　固定材料准备　　　图 6-3-9　外展位临时固定

（五）进一步治疗方案

股骨干骨折为严重创伤，一般均需入院进行进一步治疗。

（六）并发症及风险

股骨上、中1/3骨折时，由于有肌肉相隔，股动、静脉不易被损伤，而股骨下1/3骨折时，由于血管位于骨折的后方，而且骨折端常向后成角，故易刺伤该处腘动脉和腘静脉。成人股骨干骨折后，内出血量可达1 000 ml。出血多者，在数小时可出现休克现象。由挤压所致股骨干骨折，有出现挤压综合征的可能。

四、股骨远端骨折

股骨远端骨折包括股骨髁上骨折及股骨髁间骨折，属于膝部较严重骨折，多发生于青壮年，且股骨髁间骨折较股骨髁上骨折愈后差。

（一）临床特点

（1）患者常有明确的患侧大腿受到直接打击或扭转性外力，或由高处跌下，足部或膝部着地的受伤史。患肢当即不能站立、行走。

（2）患侧大腿下段疼痛、严重肿胀，患肢短缩畸形，功能障碍。查体时局部有异常活动和骨擦感。屈曲型骨折，有时可扪及在髌骨上方突出的骨折近端；伸直型骨折，可见患处前后径增大。纵轴叩击痛。

（3）此类骨折有较高的神经血管损伤风险，需及时发现及治疗。

（二）初步检查项目

1. X线检查

凡是疑为骨折者都应该常规进行X线检查，见图6-3-10、图6-3-11。膝关节正侧位的X线检查是必须的，其不仅能确定骨折的存在，而且能准确判断骨折移位情况，为选择治疗方案提供依据。

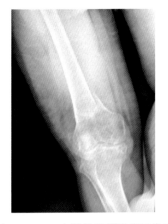 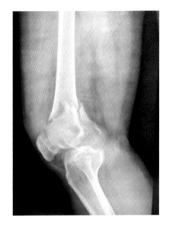

图 6-3-10　右股骨远端骨折正位片　　　图 6-3-11　右股骨远端骨折侧位片

2. CT 检查

CT能显示组织结构横断解剖的空间关系，而且分辨率高，对于关节内骨折治疗方案的选择有重要意义。

3. 其他检查

MRI检查可进一步发现膝关节伴随的半月板及韧带损伤。血管彩超可作为血管损伤的初步筛查方法。

（三）诊断与鉴别诊断

1. 诊断依据

（1）有明确的外伤史。

（2）症状及体征与临床标准相符合。

（3）X线片或CT检查有明确的骨折征象。

2. 鉴别诊断

（1）病理性骨折：为肿瘤或其转移侵犯骨质所致，轻微外力即致伤，有全身症状，X线片可见骨质破坏，可排除该诊断。

（2）软组织损伤：有外伤，患处肿胀疼痛，活动受限，但X线片无骨折征象，可与之鉴别。

（四）急诊初步处理

因股骨远端骨折有较高的神经血管损伤风险，急诊需及时固定，予钢丝托板临时固定，为入院治疗做准备。见图6-3-12、图6-3-13。

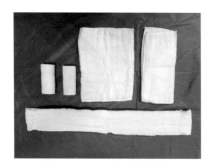
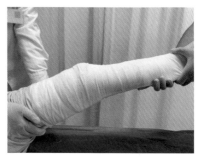

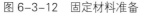

图 6-3-12　固定材料准备　　　图 6-3-13　钢丝托板临时固定

（五）进一步治疗方案

完善入院前检查，收入住院治疗。

（六）并发症及风险

局部如出现较大血肿，且胫后动脉、足背动脉搏动减弱或消失，应考虑腘动脉损伤的可能。同时应注意检查有无胫神经的损伤。此外在检查时应防止膝关节过伸，以免加大移位造成血管损伤。

五、髌骨骨折

髌骨骨折是常见的关节内骨折，约占全身骨折的2.71%，青壮年和老年人居多，儿童极为少见。

（一）临床特点

（1）患者均有明显的外伤病史。

（2）膝部疼痛、无力，不能主动伸膝，或不能站立。膝关节明显肿胀，存在皮下瘀斑。

（3）骨折移位明显时，可扪及髌前凹陷，听见骨擦音。

（4）少数髌骨骨折患者可能伴有神经血管损伤，表现为下肢肢端感觉异常等。

（二）初步检查项目

1. X 线检查

膝关节正、侧位的X线检查是必须的，其不仅能确定骨折的存在，而且能准确判断骨折移位情况，为选择治疗方案提供依据，见图6-3-14、图6-3-15。临床上怀疑有髌骨骨折，而X线片呈阴性者，还应考虑有股四头肌骨附着部或髌韧带的髌骨附着部损伤的可能。二分髌骨多位于髌骨外上极（约占75％），位于内缘及下缘者少见。副髌骨与主髌骨之间的间隙较整齐，临床上局部无压痛。

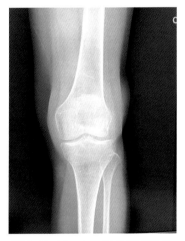 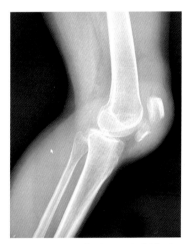

图 6-3-14 左髌骨骨折正位片　图 6-3-15 左髌骨骨折侧位片

2. CT 检查

CT能显示组织结构横断解剖的空间关系，而且分辨率高，当X线诊断有困难时可以选用CT做进一步检查。

3. 其他检查

彩超可以检测血管方面的损伤。

（三）诊断与鉴别诊断

1. 诊断依据

（1）有明确的外伤史。

（2）症状及体征与临床标准相符合。

（3）X线片或CT检查有明确的骨折征象。

2. 鉴别诊断

（1）病理性骨折：为肿瘤或其转移侵犯骨质所致，轻微外力即致伤，有全身症状，X线片可见骨质破坏，可排除该诊断。

（2）软组织损伤：有外伤，患处肿胀疼痛，活动受限，但X线片无骨折征象，可与之鉴别。

（四）急诊初步处理

对于关节面台阶<2 mm并且骨折块移位<3 mm者可考虑保守治疗，急诊予以伸膝位钢丝托板外固定制动。见图6-3-16、图6-3-17。

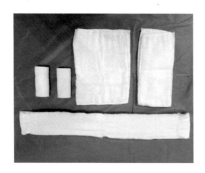 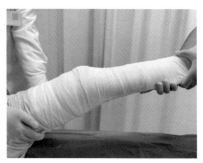

图6-3-16　固定材料准备　　　　图6-3-17　钢丝托板外固定

（五）进一步治疗方案

（1）对于可行保守治疗的患者，定期门诊复查，维持钢丝托板外固定，早期进行踝泵运动，促进血液循环，减轻水肿，密切观察患肢的血液供应情况；若骨位稳定，应尽早在医生指导下行膝关节屈伸训练，防止关节僵硬。

（2）有明确手术指征的患者，完善入院前检查，收入住院治疗。

（六）并发症及风险

对于非手术治疗患者，早期骨折易发生移位，后期易发生膝关节僵硬。故对膝关节固定时间及功能训练时间的把控很重要。

六、胫骨平台骨折

胫骨平台骨折，好发于青壮年，男性多于女性。因膝关节存在7°生理外翻角，受伤时多为膝关节外翻位，故胫骨外侧平台骨折的发生率高于内侧。由于胫骨平台部由松质骨组成，一旦发生挤压塌陷，则不易整复，因而影响关节面的完整性，成为关节功能失调和创伤性关节炎的诱因。

（一）临床特点

（1）有膝部外翻或内翻损伤，或高处坠跌膝部受损的历史。

（2）伤后膝关节肿痛，有广泛皮下瘀斑，严重移位者有关节内外翻畸形或异常侧向活动。

（3）局部压痛明显，可闻及骨擦音。如伴有腓骨头或腓骨颈骨折，可出现腓骨头压痛及骨擦音。有腓总神经损伤患者，可出现"垂足症"（drop feet），即患者双下肢悬垂时出现足跖屈且完全不能主动背屈与内、外翻的体征。检查时，应注意是否合并有膝关节韧带损伤。

（二）初步检查项目

1. X线检查

X线检查可了解骨折的移位及关节塌陷程度，膝关节正、侧位的X线检查是必须的，但一般来说实际的骨折移位程度比X线片显示的要严重，见图6-3-18。

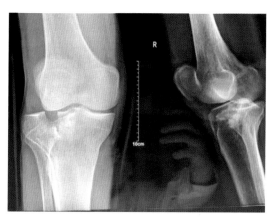

图6-3-18　胫骨平台骨折正、侧位片

2. CT检查

CT能显示组织结构横断解剖的空间关系，而且分辨率高，CT检查对于明确胫骨平台骨折的分型及选择治疗方案及其重要。

3. 其他检查

胫骨平台骨折多伴有交叉韧带及半月板的损伤，MRI检查对此类损伤的早期发现有重要意义。

（三）诊断与鉴别诊断

1. 诊断依据

（1）有明确的外伤史。

（2）症状及体征与临床标准相符合。

（3）X线片或CT检查有明确的骨折征象。

2. 鉴别诊断

（1）病理性骨折：为肿瘤或其转移侵犯骨质所致，轻微外力即致伤，有全身症状，X线片可见骨质破坏，可排除该诊断。

（2）软组织损伤：有外伤，患处肿胀疼痛，活动受限，但X线片无骨折征象，可与之鉴别。

（四）急诊初步处理

（1）无移位或轻度移位骨折，可以用夹板固定或钢丝托板固定4～6周，见图6-3-19、图6-3-20。

（2）若骨折移位明显者，可用钢丝托板固定后收入住院手术治疗。

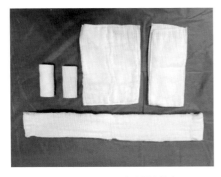 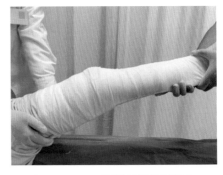

图6-3-19 固定材料准备　　　　图6-3-20 钢丝托板临时固定

（五）进一步治疗方案

（1）保守治疗者，定期门诊复查，维持夹板或钢丝托板外固定，1周后可做股四头肌功能锻炼，2周后可做主动屈伸膝关节练习，但患肢不宜过早负重。一般需6~8周折线模糊或消失后才可开始负重。

（2）移位明显者，完善入院前检查，收入住院行手术切开复位内固定治疗。

（六）并发症及风险

注意是否合并有骨-筋膜室综合征。骨-筋膜室综合征表现为伤肢皮温下降，皮肤苍白，足背动脉搏动减弱或消失，胫前区疼痛，远端肢体出现麻木感，被动伸屈踝关节时疼痛加重，需及早发现并行切开减压治疗。

七、胫腓骨干骨折

胫腓骨干骨折包括胫腓骨干双骨折、胫骨干骨折以及腓骨干骨折，在长管状骨折中最常见，约占全身骨折的13.7%。成人以胫腓骨干双骨折多见；儿童的骨折以胫骨干骨折常见，胫腓骨干双骨折次之。

（一）临床特点

（1）有明显高处跌下、扭转或小腿被撞击的受伤史。伤后不能站立或行走。骨折移位明显时，前部可见明显的畸形，伤腿肿胀、疼痛，可出现小腿短缩、成角及足外旋畸形。

（2）局部有剧烈压痛。非青枝骨折者可有骨擦感和假关节活动。纵向叩击痛明显，骨传导音减弱或消失。

（3）可能伴有神经血管损伤，表现为足趾感觉运动异常及足背动脉搏动消失等。

（二）初步检查项目

1. X线检查

摄X线正、侧位片可确诊，摄片应包括胫腓骨全长，见图6-3-21。因间接暴力引起的胫腓骨干双骨折，骨折常不在同一平面，如胫骨下段骨折，而腓骨骨折高至腓骨颈，若只摄小腿下半部分的X线片，就可能发生漏诊。

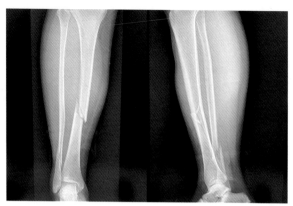

图6-3-21　胫腓骨干骨折正、侧位片

2. CT检查

CT能显示组织结构横断解剖的空间关系，而且分辨率高，当X线诊断有疑难时可以选用CT做进一步检查。

3. 其他检查

彩超可以检测血管方面的损伤。

（三）诊断与鉴别诊断

1. 诊断依据

（1）有明确的外伤史。

（2）症状及体征与临床标准相符合。

（3）X线片或CT检查有明确的骨折征象。

2. 鉴别诊断

（1）病理性骨折：为肿瘤或其转移侵犯骨质所致，轻微外力即致伤，有全身症状，X线片可见骨质破坏，可排除该诊断。

（2）软组织损伤：有外伤，患处肿胀疼痛，活动受限，但X线片无骨折征象，可与之鉴别。

（四）急诊初步处理

小儿青枝骨折及成人无移位的稳定性骨折，不需整复，小腿包棉垫后，用5块小腿夹板和铁丝托板固定即可。将小腿抬高置于布朗（Braun）氏架上或垫高。移位不多的稳定性骨折，则需手法复位后，再行小夹板固定等治疗。

1. 整复手法

患者仰卧，膝关节屈曲20°。助手用肘关节套住患者腘窝部，固定大腿下段；另一助手握住足部，沿胫骨长轴拔伸牵引3～5 min，矫正重叠、旋转及成角畸形。术者以双手拇指分别置于胫骨两断端的胫骨嵴的内外两侧骨凸处，对向推挤，矫正左右移位；再以双手拇指置于近折端前侧，余4指置于远折端后侧，用提按法，矫正前后移位。然后，用类似手法整复腓骨骨折的各向移位。若为螺旋形、斜形骨折，患肢远端易向外侧移位，术者用挤拉分骨手法，同时嘱握持足踝部的助手将远端稍稍内旋或外旋，便可达到满意效果。最后用拇指及示指沿胫骨前嵴和内侧面来回触摸骨折部，确认是否平整，对线是否良好。

2. 小夹板固定

（1）固定器材：小夹板共5块，带有活动关节的超膝外、后、内侧板3块，加上通用前侧板2块适用于上1/3骨折；外、后、内侧板各1块，前侧板2块，适用于中1/3骨折；超踝关节夹板，内、外侧板超踝且各结一布带，其他夹板同前，适用于下1/3骨折。纸压垫、绷带、棉垫、布带等根据需要选用，见图6-3-22。

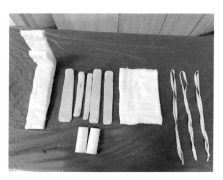

图6-3-22　固定夹板等材料准备

（2）固定方法：骨折整复后在维持牵引下，术者将患者小腿缠绕1～3层绷带，或用一块棉垫包扎，根据骨折类型及移位方向，放置纸压垫（注意胫骨前内侧位于皮下，不宜放纸压垫，以免引起压力性损伤），然后上小夹板。上1/3骨折（包括胫骨髁下）者，应超膝关节固定，屈膝30°～50°。内、外侧板下达内、外踝上4 cm，上端超过膝关节10 cm；前侧两块夹板上平胫骨内、外髁，下达踝上4 cm；后侧板上端超过腘窝部。注意在腓骨小头处应以棉垫保护，避免夹板压迫腓总神经。中1/3骨折者，内、外侧板下平内、外踝，上达胫骨内、外侧髁上缘；后侧板下端抵于跟骨结节上缘，上达腘窝下2 cm，以不妨碍膝关节屈曲90°为度；两前侧板下达踝上，上平胫骨粗隆。下1/3骨折者，内、外侧板上达胫骨内、外髁平面，下平齐足底；后侧板上达腘窝下2 cm，下抵跟骨结节上缘；两前侧板与中1/3骨折相同，见图6-3-23~图6-3-27。

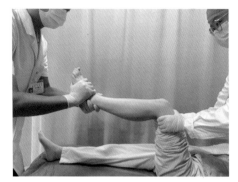

图 6-3-23　复位前体位

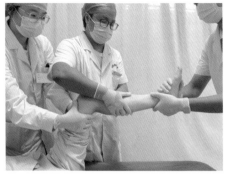

图 6-3-24　复位过程

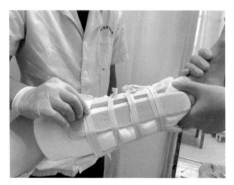

图 6-3-25　调整夹板固定松紧度

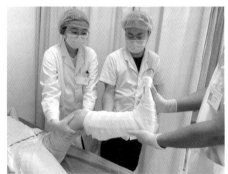

图 6-3-26　检查患者舒适度

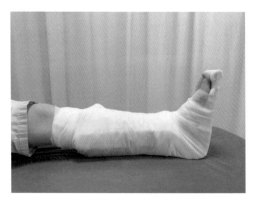

图 6-3-27　复位固定完毕

（五）进一步治疗方案

（1）达到功能复位要求者，定期门诊复查。患者在急诊完成手法复位后，复查X线达到功能复位要求，维持夹板中立板外固定。指导患者早期进行足趾关节的活动，促进血液循环，减轻水肿，密切观察足部血液供应情况。

（2）未达到功能复位要求者，完善入院前检查，收入住院治疗。

（六）并发症及风险

损伤严重者，在小腿前、外、后侧间隔区可单独或同时出现极度肿胀，扪之坚硬。肌肉紧张而无力，有压痛和被动牵拉痛。可能出现胫后或腓总神经分布区的皮肤感觉丧失，即属骨–筋膜室综合征的表现。此外，胫骨上1/3骨折者，有腘动、静脉损伤的风险；腓骨上端骨折者，有腓总神经损伤的风险。

八、踝关节骨折

踝部骨折甚为常见，包括单踝骨折、双踝骨折和三踝骨折。踝关节骨折常合并踝关节韧带断裂及距骨脱位。由于踝关节是一个负重较大的关节，故在治疗时要求骨折对位良好，否则可因遗留轻度的移位而妨碍关节活动，或引起晚期创伤性骨关节炎。

（一）临床特点

（1）有典型的踝部极度内翻或外翻及旋转等受伤史。

（2）伤后踝部剧烈疼痛、肿胀以及出现皮下瘀斑。踝关节功能丧失或部分丧失。

（3）查体时可有内、外翻畸形；局部有剧烈压痛，可闻及明显骨擦音；纵向叩击跟骨，局部疼痛加重。

（4）少数患者可能伴有神经血管损伤，表现为足趾感觉麻木、异常、功能障碍等。

（二）初步检查项目

1. X线检查

X线检查有重要的价值。凡是疑为踝关节骨折者应该常规进行X线检查。踝关节正、侧位的X线检查是必须的，其不仅能确定骨折的存在，而且能准确判断骨折移位情况，见图6-3-28。

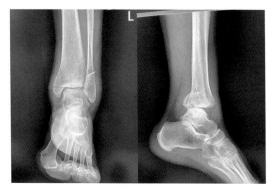

图 6-3-28　踝关节骨折正、侧位片

2. CT 检查

CT能显示组织结构横断解剖的空间关系，而且分辨率高，可重现踝关节的三维结构，为骨折的分型和治疗提供更好的依据。

3. 其他检查

MRI检查可以明确踝关节周围韧带损伤的情况。

（三）诊断与鉴别诊断

1. 诊断依据

（1）有明确的外伤史。

（2）症状及体征与临床标准相符合。

（3）X线片或CT检查有明确的骨折征象。

2. 鉴别诊断

（1）病理性骨折：为肿瘤或其转移侵犯骨质所致，轻微外力即致伤，有全身症状，X线片可见骨质破坏，可排除该诊断。

（2）软组织损伤：有外伤，患处肿胀疼痛，活动受限，但X线片无骨折征象，可与之鉴别。

（四）急诊初步处理

1. 整复手法

施行原则：按暴力作用相反的方向进行复位和固定。

（1）对患者进行坐骨神经阻滞麻醉后，患者平卧，屈膝90°，一助手用双手握住患者患肢腘窝。另一助手一手握前足，一手托足跟，使足略跖屈，徐徐循原骨折移位方向行纵轴牵引，牵引不可用力过猛，以防加重韧带损伤。旋后（内翻）骨折使踝部旋后；旋前（外翻）骨折使踝部旋前；无旋后、旋前畸形时（即两踝各向内、外侧方移位者），则垂直牵引。

（2）纠正内收、外展及旋前、旋后畸形。在矫正旋前、旋后畸形前，先矫正内收、外展畸形。握患足的助手在顺势牵引后，改变牵引方向。旋前骨折者，牵引方向由旋前牵引逐渐改为旋后；旋后骨折者，牵引方向由旋后逐渐改为旋前。同时术者两手在踝关节上、下方对向挤压，促使骨折复位。一般来说，手法复位主要是恢复足与胫的对位关系，因而应先整复脱位，后整复骨折。如果脱位整复后而骨折未还位者，则应考虑有软组织嵌入骨折缝内，应以拇指由骨折线分别向上、向下轻轻推挤内、外踝，以解除韧带或骨膜的嵌入。

（3）纠正前、后移位。若距骨前脱位，一手提小腿后面，一手握足，以拇指按压距骨前上方向后，使之回位。若距骨后脱位，一手推小腿前面向后，一手托足跟向前使其还入踝穴。

（4）纠正胫腓联合分离。踝关节背伸90°，术者两手分别置于内、外踝上方，对向挤压，使之复位。

（5）后踝骨折的整复。如果后踝骨折片不超过关节面1/3可用手法复位。在整复好内、外踝的基础上，捆好两侧夹板。握患足的助手用力挤压已捆好的两侧夹板，术者一手握胫骨下端向后推，一手握足向前拉并徐徐背伸，利用紧张的关节囊将后踝下拉，使其复位。

2.固定方法

在维持牵引下，踝部松松缠4～5层绷带，内、外踝处各放一塔形垫，两踝下方各放一梯形垫。如旋前骨折，放在外踝下方的梯形垫加厚，使足轻度旋后；旋后骨折，放在内踝下方的梯形垫要适当加厚，使跟、距骨外移，足轻度旋前。纸压垫的厚度一定要适当，切忌矫枉过正或压伤踝部皮肤。纸压垫放好后，用粘膏固定好纸压垫，再用5块夹板固定，内、外、后侧3块夹板等长，上自小腿上1/3，下齐足跟。前侧两夹板较窄，置于胫骨嵴的两侧，上起胫骨结节1/3，下到踝关节上2 cm，以不妨碍踝关节背伸至90°为准。夹板放妥后，先结扎小腿部的4道布带，而后捆远端足底的1道布带，最后用铁丝托板固定。骨折原无旋前、旋后畸形者，将足固定在中立位；旋后骨折者，固定在旋前位；旋前骨折，固定在旋后位。卧床休息，抬高患肢。见图6-3-29～图6-3-34。

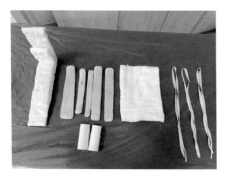

图 6-3-29　固定夹板等材料准备

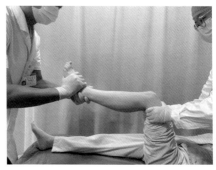

图 6-3-30　复位前体位

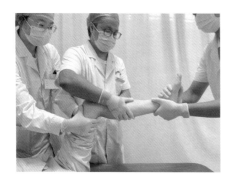

图 6-3-31　复位过程

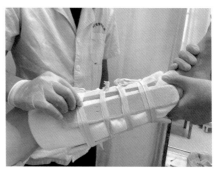

图 6-3-32　调整夹板固定松紧度

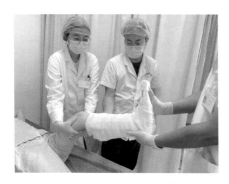

图 6-3-33　检查患者舒适度

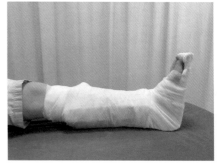

图 6-3-34　复位固定完毕

（五）进一步治疗方案

（1）应尽量达到解剖复位，达到复位要求者可维持夹板中立板外固定，定期门诊复查。指导患者早期进行足趾关节的活动，促进血液循环，减轻水肿，密切观察患肢的血液供应情况。

（2）未达到复位要求者，完善入院前检查，收入住院治疗。

（六）并发症及风险

由于踝关节面积较髋、膝关节为小，而承受的体重却较髋、膝为大，加上踝关节接近地面，对承重应力的缓冲能力较差，因此对踝关节骨折的治疗较其他部位要求更高。踝关节骨折解剖复位的重要性越来越被人们所认识。骨折后，如果关节面稍有不平或关节间隙稍有增宽，均可发生创伤性关节炎。踝关节达到解剖复位，是治疗踝关节骨折位的关键。

九、距骨骨折

距骨骨折在跗骨损伤中的发病率排第2位，多见于男性青壮年。距骨是足的主要承重骨之一，分为头、颈、体3部分。距骨体被夹在内、外踝中间，上面与胫腓骨构成踝关节，下面与跟骨构成距下关节，有6个关节面，故大部分骨质被覆以软骨。距骨体后面有一突起，称为距骨后突，当其与距骨体未融合时，则形成游离三角骨。距骨本身无肌肉及肌腱附着，仅由滑膜和关节囊与邻近组织相连。进入骨的血管必然经过这些组织，而一些创伤可引起关节囊的撕裂，导致距骨的缺血改变。

（一）临床特点

（1）患者均有从高处坠落的受伤史。

（2）踝关节肿痛，不能行走和站立，严重者可有畸形。常见体部向后移旋转所致内踝后方高突畸形。局部明显压痛，踝关节活动障碍。

（二）初步检查项目

1. X线检查

摄踝部与跗骨正、侧位片，可明确骨折类型、移位情况以及有无合并其他骨折脱位，见图6-3-35。距骨后突骨折，诊断时应与先天性距骨后三角骨相鉴别。鉴别点为距

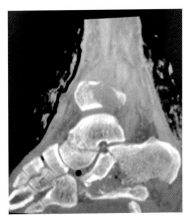

图6-3-35　距骨颈骨折

骨后三角骨与距骨后侧紧密相连，骨片界线清晰、光滑，且多对称。

2. CT 检查

CT能显示组织结构横断解剖的空间关系，而且分辨率高，对距骨骨折的分型及治疗有重要意义。

（三）诊断与鉴别诊断

1. 诊断依据

（1）有明确的外伤史。

（2）症状及体征与临床标准相符合。

（3）X线片或CT检查有明确的骨折征象。

2. 鉴别诊断

（1）病理性骨折：为肿瘤或其转移侵犯骨质所致，轻微外力即致伤，有全身症状，X线片可见骨质破坏，可排除该诊断。

（2）软组织损伤：有外伤，患处肿胀疼痛，活动受限，但X线片无骨折征象，可与之鉴别。

（四）急诊初步处理

1. 距骨后突骨折

一般不需复位，用铁丝托板或短腿石膏托固定于足背伸位4～6周即可。

2. 距骨体骨折

无移位者，铁丝托板固定4～6周，直至骨愈合即可。对有移位者，应试着手法复位。膝关节屈曲位，由助手固定小腿，术者一手握住胫骨下端向前拉，同时另一手握住足，先轻度外翻，然后强力屈，再推足向后，使半脱位复位，骨折也随之复位。将踝关节固定于跖屈、外翻位，6～8周改为功能位固定。骨折需3～4月愈合，故早期不能负重，不能强力背伸足，否则将引起缺血性坏死或骨折再移位。

3. 距骨颈骨折

（1）Ⅰ型骨折，用铁丝托板或短腿石膏托固定于功能位6～8周。1周内抬高患肢，然后开始不负重扶拐活动。前6～8周不可负重，以免发生无菌性坏死。

（2）Ⅱ型骨折，必须予以整复。助手握住小腿，术者一手握住胫骨下端向前拉，另一手握住前足，先将前足轻度外翻，而后强力跖屈，再向后推，拇指移于距骨头前上向后压迫而复位。这样可使距骨头与距骨体两骨块对合，同时整复距下关节。经X线检查证实复位满意后用铁丝托板或短腿石膏托固定踝关节及足部跖屈轻度外翻位6~8周，再固定于功能位，直至骨性愈合。一般固定时间同距骨体骨折。若手法复位失败应及时手术切开复位内固定。见图6-3-36、图6-3-37。

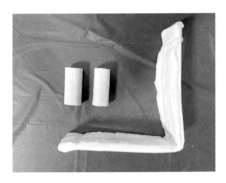

图 6-3-36　固定材料准备

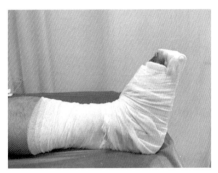

图 6-3-37　固定完成

（五）进一步治疗方案

（1）达到复位要求者，定期门诊复查。患者在急诊完成手法复位后，复查X线检查达到功能复位要求，维持铁丝托板外固定。指导患者早期进行足趾关节的活动，促进血液循环，减轻水肿，密切观察患肢的血液供应情况。

（2）未达到功能复位要求或复查期间发生移位者，完善入院前检查，收入住院治疗。

（六）并发症及风险

距骨颈骨折预后较差，若伴体部脱位则预后更差。由于滋养动脉和韧带断裂使距骨体血供受到影响，易出现缺血性坏死或骨折不愈合。若出现缺血性坏死，早期仍需固定直至替代化骨作用完成。晚期因骨折不愈合，缺血性坏死，引起严重的创伤性骨关节炎，则可行胫距关节（踝关节）融合术，或三关节融合术。

十、跟骨骨折

　　跟骨骨折多由高处跌下，足跟部着地，足跟遭受垂直冲击力所致。跟骨又名踵骨，是足的主要承重骨。跟骨呈弓形，可分为体部及跟骨结节。体部的上面有前、中、后关节面与距骨相对应。在跟骨前内侧缘的载距突，是胫跟韧带附着处，载距突状如木架，支持距骨体和距骨颈的一部分。跟骨骨折是跗骨骨折中常见的骨折类型之一。常因跟骨结节关节角（Bohler角）变小而影响足的功能。

（一）临床特点

　　（1）患者均有从高处坠落的受伤史。

　　（2）伤后跟部疼痛、肿胀、出现瘀斑及压痛明显，不敢触地。足跟部横径增宽，严重者足弓变平。

（二）初步检查项目

1. X线检查

　　X线侧、轴位片见图6-3-38、图6-3-39。轴位片有助于观察跟骨体、载距突、距骨下关节。

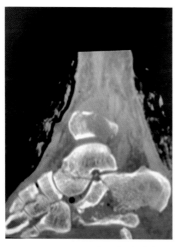
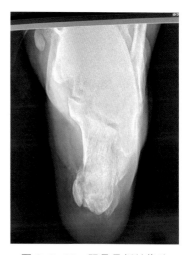

图 6-3-38　跟骨骨折侧位片　　图 6-3-39　跟骨骨折轴位片

2. CT 检查

CT能显示组织结构横断解剖的空间关系，而且分辨率高，对判断跟骨骨折的分型及治疗有重要意义。

（三）诊断与鉴别诊断

1. 诊断依据

（1）有明确的外伤史。

（2）症状及体征与临床标准相符合。

（3）X线片或CT检查有明确的骨折征象。

2. 鉴别诊断

（1）病理性骨折：为肿瘤或其转移侵犯骨质所致，轻微外力即致伤，有全身症状，X线片可见骨质破坏，可排除该诊断。

（2）软组织损伤：有外伤，患处肿胀疼痛，活动受限，但X线片无骨折征象，可与之鉴别。

（四）急诊初步处理

1. 一般治疗

无移位骨折或移位不多又未影响Bohler角，不波及距跟关节面以及跟骨体增宽不明显者，用弹力绷带包扎或用铁丝托板固定踝关节于中立位，局部制动即可。

2. 手法复位

有移位骨折需要考虑手法整复。整复最好在48 h以内进行，且越早越好，否则可能因局部肿胀严重或出现张力性水疱而使手法复位难以进行。跟骨结节纵形骨折若移位不大可不整复。

（1）跟骨结节横形骨折。患者仰卧，微屈膝，助手使足跖屈，术者以两拇指在跟腱两侧用力向下推挤骨折块，使之复位。

（2）载距突骨折。助手拔伸患者蹈趾，使跖屈松弛对骨折块有影响的长屈肌，术者用拇指在内踝下方推顶按压骨折片，使之复位。

（3）接近距跟关节面的骨折。跟骨结节上移且结节关节角变小，跟骨体增宽，都必须整复。患者取平卧位，屈膝90°，助手握住小腿，另一助手握前足，呈极度跖屈，术者两手交叉于足跟底部，用两掌鱼际叩挤跟骨内外两侧，纠正增宽的跟骨体，同时尽量向下牵拉以恢复正常的Bohler角。

（4）波及距跟关节面的骨折。其处理一般与接近距跟关节面的骨折一致。关节面塌陷及粉碎移位不多者可不复位。如移位过多，可用手掌叩挤足跟，尽量纠正跟骨体增宽以及恢复Bohler角。对于关节面塌陷严重而关节面不粉碎者，最好采用手术治疗。

3.固定方法

手法复位成功后采用铁丝托板或石膏托固定4～6周。跟骨结节纵形骨折将踝关节固定在中立位；跟骨结节横形骨折固定在患膝半屈位；体部关节处骨折将踝关节固定于跖屈位。

固定材料准备见图6-3-40，固定完成见图6-3-41。

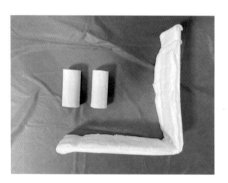
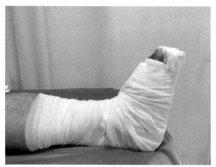

图 6-3-40　固定材料准备　　　　图 6-3-41　固定完成

（五）进一步治疗方案

（1）达到功能复位要求者，定期门诊复查。患者在急诊完成手法复位后，复查X线达到功能复位要求，维持铁丝托板外固定。指导患者早期进行足趾关节的活动，促进血液循环，减轻水肿，密切观察患肢的血液供应情况。

（2）未达到功能复位要求者，完善入院前检查，收入住院治疗。

（六）并发症及风险

由于跟骨骨折主要后遗症为畸形愈合及行走痛，因此不少人主张负重时间为伤后8～12周。有的患者恢复原工作4～6月仍有残余症状，有的患者随访10年，其症状仍在。对残余症状的手术治疗，应在患者自觉症状不再改善后始可考虑。

十一、跖骨骨折

跖骨骨折是足部常见的骨折类型。跖骨主要参与足弓的组成，且第1跖骨头与第5跖骨头为足的负重点。故第1跖骨与第5跖骨骨折时，治疗要求是复位良好。

（一）临床特点

（1）有明显外伤史或长途步行、跑步史。

（2）伤后局部疼痛、肿胀、压痛，出现纵轴叩击痛及骨擦音，功能活动障碍。

（3）疲劳骨折最初为前足痛，劳累后加剧，休息后稍减，2～3周在局部可摸到有骨性隆凸。

（二）初步检查项目

1. X线检查

摄X线正、斜位片，一般骨折可确诊，见图6-3-42、图6-3-43。第5跖骨基底部撕脱骨折应注意与第5跖骨基底骨骺未闭合、腓骨长肌腱籽骨相鉴别，

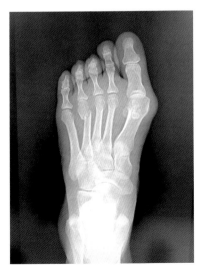
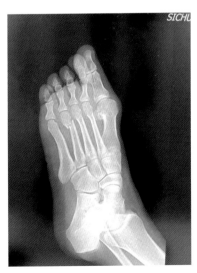

图6-3-42　左足第3、4　　　　图6-3-43　左足第3、4
跖骨颈骨折正位片　　　　　　跖骨颈骨折斜位片

后两者肿胀、压痛不明显，骨片光滑、规则，且为双侧性。疲劳骨折早期X线检查常为阴性，2~3周跖骨颈出现骨膜反应，骨折线多不明显，晚期可见骨折线。

2. CT 检查

CT能发现X线检查易漏诊的跖骨基底部骨折，对于移位不明显的骨折脱位的鉴别有重要意义。

（三）诊断与鉴别诊断

1. 诊断依据

（1）有明确的外伤史。

（2）症状及体征与临床标准相符合。

（3）X线片或CT检查有明确的骨折征象。

2. 鉴别诊断

（1）病理性骨折：为肿瘤或其转移侵犯骨质所致，轻微外力即致伤，有全身症状，X线片可见骨质破坏，可排除该诊断。

（2）软组织损伤：有外伤，患处肿胀疼痛，活动受限，但X线片无骨折征象，可与之鉴别。

（四）急诊初步处理

（1）无移位骨折。铁丝托超踝关节中立位固定4~6周。

（2）移位骨折应手法复位。患者仰卧屈膝，一助手握小腿，另一助手握足趾，对抗牵引。术者两手拇指置于足背骨折部的骨凸处，余手指置于足底折端突起处，对向提按，矫正向跖侧或背侧的移位，再以拇指置于足背的骨折端的骨间隙，以推挤法矫正侧方移位。如向跖侧成角，以双手置于足底的角顶处向足背方向提起，同时握足趾的助手将趾部向跖屈位牵拉。如伴有跗跖关节脱位，应先整复脱位。复位后，在骨折端足背面的骨间隙放置分骨垫，再以瓦形硬纸壳或压板压迫骨折部，然后用扎带捆扎固定。铁丝托固定踝足于中立位。第5跖骨基底骨折，则固定于外翻中立位。如跖骨骨折上下重叠移位或向足底突起成角，必须矫正，否则会影响足的行走功能。固定材料准备见图6-3-44，固定完成见图6-3-45。

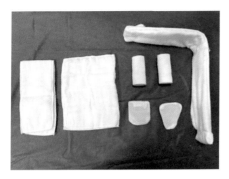

图 6-3-44　固定材料准备

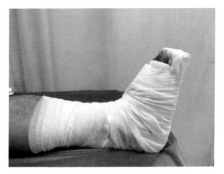

图 6-3-45　固定完成

（3）经闭合复位不成功或有开放伤口者，可行开放复位内固定。如系陈旧性骨折畸形愈合，跖骨头向跖侧凸出影响行走和出现疼痛者，可考虑跖骨头切除术。

（五）进一步治疗方案

（1）达到复位要求者，定期门诊复查。患者在急诊完成手法复位后，复查X线达到功能复位要求，维持钢丝托外固定。指导患者早期进行足趾关节的活动，促进血液循环，减轻水肿，密切观察患肢的血液供应情况。

（2）未达到功能复位要求或复查期间发生移位者，完善入院前检查，收入住院治疗。

（六）并发症及风险

若骨折脱位明显，易发生足部骨-筋膜室综合征。X线检查极易漏诊移位不明显的跗跖关节损伤，若怀疑相关损伤，应及早行CT及MRI检查，以免造成后期功能障碍。

十二、趾骨骨折

趾骨骨折是足部常见骨折类型之一，其发生率占足部骨折的第2位。趾骨骨折多由重物压砸等直接暴力引起，一般为纵裂或粉碎性骨折；也可由踢触硬物等间接暴力所致，骨折多为横形或斜形。

（一）临床特点

（1）有明显外伤史。

（2）伤后局部肿痛，出现皮下瘀血或甲下血肿，患趾不能用力，触诊时可觉有骨擦感。

（二）初步检查项目

X线正、侧、斜位片一般可确诊骨折，见图6-3-46。

（三）诊断与鉴别诊断

1. 诊断依据

（1）有明确的外伤史。

（2）症状及体征与临床标准相符合。

（3）X线片或CT检查有明确的骨折征象。

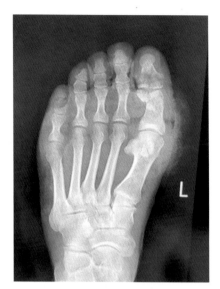

图6-3-46　左足第一趾骨远节骨折正位片

2. 鉴别诊断

（1）病理性骨折：为肿瘤或其转移侵犯骨质所致，轻微外力即致伤，有全身症状，X线片可见骨质破坏，可排除该诊断。

（2）软组织损伤：有外伤，患处肿胀疼痛，活动受限，但X线片无骨折征象，可与之鉴别。

（四）急诊初步处理

移位骨折，应予以手法整复，特别是向跖侧成角与旋转畸形必须矫正。术者可用双手拇、示指分别捏住骨折远、近端，在拔伸下推按整复。对甲下血肿严重者，应放血或拔甲。趾骨骨折整复后用指钢丝托板固定。见图6-3-47～图6-3-49。

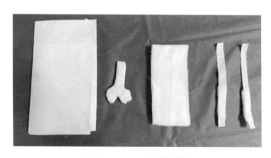

图6-3-47　材料准备

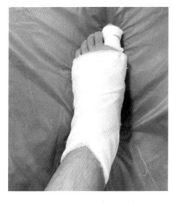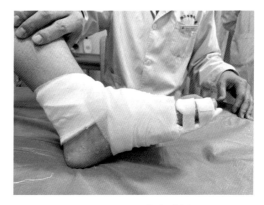

图 6-3-48　固定完成正面　　　　　图 6-3-49　固定完成侧面

（五）进一步治疗方案

（1）达到复位要求者，定期门诊复查。患者在急诊完成手法复位后，复查 X线达到功能复位要求，维持铁丝架外固定，密切观察足趾的血液供应情况。

（2）未达到功能复位要求或复查期间发生移位者，完善入院前检查，收入住院治疗。

（六）并发症及风险

趾骨骨折常合并有趾甲及皮肤损伤，呈开放性骨折，应注意防治感染，必要时急诊手术清创。

第四节　脊椎与骨盆骨折早期急诊急救

一、颈椎骨折

颈椎骨折多由交通事故、坠落、运动以及暴力所致，颈椎椎体骨折可与椎节脱位同时发生，还常伴发脊髓损伤，这主要是因颈椎骨折、脱位会破坏椎管，椎间盘与骨折块会突向椎管内部，进而压迫脊髓造成损伤。

（一）临床特点

（1）患者均有明显的外伤病史，多表现为颈部疼痛、功能障碍。

（2）上颈椎骨折合并颈脊髓损伤可伴有高位颈脊髓损伤，膈肌麻痹，危及生命。

（3）下颈椎骨折合并颈脊髓损伤可伴有高位截瘫、不全瘫，致伤暴力越大，骨折脱位、移位越大，损伤平面越高，截瘫也越重。

（二）初步检查项目

1. X 线检查

X线检查对骨折的诊断与治疗具有重要的价值。凡是疑为骨折者应该常规进行X线检查。通过颈椎正、侧位X线片可以大致了解骨折及其移位情况，为选择治疗方案提供依据。

2. CT 检查

CT能显示组织结构横断解剖的空间关系，而且分辨率高，当X线诊断有疑难时可以选用CT做进一步检查，CT三维重建为颈椎骨折的诊断提供强有力的支持。

3. 其他检查

对于怀疑合并颈脊髓损伤的患者应尽可能及时完善MRI检查，明确颈脊髓损伤阶段，为后续治疗提供诊疗方案；彩超可以检测血管、肌肉等软组织的损伤；肌电图检查可帮助判断肌肉和神经的功能。

（三）诊断与鉴别诊断

1. 诊断依据

（1）有明确的外伤史。

（2）症状及体征与临床标准相符合。

（3）X线片或CT检查有明确的骨折征象。

2. 鉴别诊断

（1）病理性骨折：为肿瘤或其转移侵犯骨质所致，轻微外力即致伤，有全身症状，X线片可见骨质破坏，可排除该诊断。

（2）软组织损伤：有外伤，患处肿胀疼痛，活动受限，但X线片无骨折征象，可与之鉴别。

（四）急诊初步处理

1. 初步评估

对于颈椎骨折的患者，立即按A（呼吸道是否通畅、呼吸频率、节律）、B（意识、瞳孔）、C（循环状态、血压、脉搏）、D（四肢活动度）程序对伤情作出初步判断。及时发现伤情重点，有呕吐者迅速清除口腔、呼吸道分泌物，保持呼吸道通畅。在检查时，昏迷患者切勿轻易托起头部，对于有颈或脊髓损伤者记录运动感觉评分。凡有头颈外伤的立即予颈托等颈部制动，清除呼吸道的血凝块、分泌物，保持其通畅。松开患者的衣领，避免气管受压。低位颈脊髓损伤者可用面罩或鼻导管给氧。若出现呼吸表浅，呼吸频率减慢，胸闷加重或不能自主呼吸，提示高位颈脊髓损伤，膈肌麻痹，应尽早行气管切开，行人工呼吸器呼吸。

2. 正确搬运

硬担架搬运，移动患者前先说明移动方法，以求得患者的密切配合。颈椎骨折者安排专人托住患者头部，保持中立位，并沿身体纵轴略加牵引。由2～3人用手同时将患者平托置于担架上，用颈托固定或在颈部两侧置沙袋、衣物制动，严禁扭转屈曲颈部。禁止以搂抱或两人上、下各抬一端的方式搬运患者，避免患者脊柱屈曲扭转，以防造成第二次损伤。移动前后均要询问患者双下肢有无感觉，并检查肌力有无变化。

（五）进一步治疗方案

完善专科查体、影像学检查，综合评估病情后，对于下颈椎轻度压缩骨折、不合并颈脊髓损伤患者可予颈托固定，口服及外用药物，定期复查。对于上颈椎骨折、颈椎骨折合并脊髓损伤患者收入住院，行颅骨牵引或手术进行进一步治疗。

二、胸腰椎骨折

胸腰椎骨折多因交通伤、高处坠落伤等高能量损伤所致。胸椎骨折可合并肋骨骨折、血气胸及胸骨骨折。胸腰椎骨折均可合并脊髓损伤，可致损伤平面以下感觉、运动异常。

（一）临床特点

（1）患者均有明显的外伤病史，多表现为胸腰段疼痛、功能障碍。

（2）胸腰椎骨折合并脊髓损伤者可伴有双下肢截瘫、不全瘫，致伤暴力越大，骨折脱位、移位越大，损伤平面越高，截瘫也越重。

（二）初步检查项目

1. X线检查

X线检查对骨折的诊断与治疗具有重要的价值。凡是疑为骨折者应该常规进行X线检查。胸腰椎正、侧位X线片可以大致了解骨折及其移位情况，为选择治疗方案提供依据。

2. CT检查

CT能显示组织结构横断解剖的空间关系，而且分辨率高，当X线诊断有疑难时可以选用CT做进一步检查，CT三维重建为胸腰椎骨折移位的诊断提供强有力的支持。

3. 其他检查

对于怀疑合并胸腰脊髓损伤的患者应尽可能及时完善MRI检查，明确脊髓损伤阶段，为后续治疗提供诊疗方案；彩超可以检测血管、肌肉等软组织的损伤；肌电图检查可帮助判断肌肉和神经的功能。

（三）诊断与鉴别诊断

1. 诊断依据

（1）有明确的外伤史。

（2）症状及体征与临床标准相符合。

（3）X线片或CT检查有明确的骨折征象。

2. 鉴别诊断

（1）病理性骨折：为肿瘤或其转移侵犯骨质所致，轻微外力即致伤，有全身症状，X线片可见骨质破坏，可排除该诊断。

（2）软组织损伤：有外伤，患处肿胀疼痛，活动受限，但X线片无骨折征象，可与之鉴别。

（四）急诊初步处理

（1）对于CT提示伤椎中、后柱无明显损伤，损伤平面以下无神经损伤症状的胸腰椎压缩骨折的患者可行手法整复。

患者俯卧于病床上，采用过伸牵引震动手法进行治疗，具体方法如下：一助手双手从患者腋下牵拉，另一助手双手握住患者的双踝做对抗牵引，同时术者双手分别交叉按住伤椎相邻两椎体棘突向两侧按压，重复5~10次，最后行X线检查明确骨位变化。

（2）对于影像学提示伤椎中、后柱有明显损伤，损伤平面以下有神经损伤症状的胸腰椎骨折患者应及时完善检查，尽快收入住院行手术治疗。

（3）搬运过程中予以胸部或腰部固定，采用轴式滚动移位法进行搬运。通过体位旋转法，平行放置在床或平车上，制动平车，在连接处铺棉被，保证床与平车间无间隙，避免患者从中间缝隙坠床，固定床与平车刹车，护理人员站在床及平车的两侧，让患者抬起双手夹住耳朵并举过头顶，护理人员将双手放在患者的腰臀部及肩背部，同时用力，协助患者按照平卧位—左（右）侧卧位—俯卧位—右（左）侧卧位—平卧位顺序进行翻转，直至搬运到平车上，在滚动时避免扭转脊柱。

（五）进一步治疗方案

完善专科查体、影像学检查，综合评估病情后，对于胸腰椎轻度压缩骨折、不合并脊髓损伤的患者可予支具、胸腰部固定，口服及外用药物，定期复查。对于胸腰椎爆裂骨折合并脊髓损伤患者收入住院进一步治疗。

三、骨盆骨折

骨盆骨折约占全身骨折的3%，常见原因包括机动车碰撞、行人被车辆撞伤、摩托车碰撞、高处坠落伤、挤压伤等。青少年患者骨盆骨折发生率较低，老年患者因为骨质疏松等原因，可以由摔伤等低能量暴力导致。骨盆骨折包括稳定骨折和不稳定骨折，后者有较高的致死率和致残率。骨盆骨折患者死亡率为8%～37%，伴有血流动力学不稳定的骨盆骨折患者死亡率为30%～50%。

（一）临床特点

患者均有明显的外伤病史，多表现为髋部、臀部疼痛，关节功能障碍。

（二）初步检查项目

1. X线检查

X线检查可以快速获取评估骨盆骨折的相关资料，以便对损伤严重的患者及时进行抢救和处理，降低骨盆骨折的致死率和致残率。骨盆骨折X线片包括骨盆正位片、骨盆入口位片、骨盆出口位片。

2. CT 检查

CT平扫和三维重建可以清晰地显示骨盆骨折细节、移位情况及骨盆环变形情况，对于评价骨盆的稳定性和制订治疗方案具有重要参考价值。

3. MRI 检查

对于骨盆骨折，MRI不作为常规检查，对于骨盆部位的肌肉、韧带、神经等软组织损伤及隐匿性的骨盆骨折MRI可以早期发现。

4. CT 血管造影检查

CT血管造影（CTA）检查有助于诊断动脉出血，也有助于显示骨折部位和重要血管的毗邻关系，有利于加强保护，减少医源性损伤。

（三）诊断与鉴别诊断

1. 诊断依据

（1）有明确的外伤史。

（2）症状及体征与临床标准相符合。

（3）X线片或CT检查有明确的骨折征象。

2. 鉴别诊断

（1）病理性骨折：为肿瘤或其转移侵犯骨质所致，轻微外力即致伤，有全身症状，X线片可见骨质破坏，可排除该诊断。

（2）软组织损伤：有外伤，患处肿胀疼痛，活动受限，但X线片无骨折征象，可与之鉴别。

（四）急诊初步处理

1. 早期评估

骨盆骨折早期要注重全身状况、生命体征变化、胸腹部合并损伤情况，检查应以迅速、全面、不漏诊为主。对于存在下肢不等长或有明显的旋转畸形，两侧的脐–髂前上棘间距不等，耻骨联合间隙显著变宽，伤侧髂后上棘较健侧明显向后凸起，骨盆有明显变形等表现的患者，应考虑有不稳定性骨盆骨折。对于神志淡漠、皮肤苍白、四肢厥冷、尿少、脉速、血压下降等失血性休克表现者，应在快速输液、输血等治疗的同时进行相关检查，检查要轻柔、稳妥，可予以骨盆束缚带临时固定，尽量减少搬动，以免加重出血及疼痛。

2. 早期及时判断骨盆骨折并发症

（1）失血性休克：严重的骨盆骨折，出血量可在短时间内达到全身血量的30%以上，而很快出现失血性休克，是骨盆骨折死亡的主要原因。

（2）泌尿道损伤：主要为后尿道损伤和膀胱破裂，多由耻骨支或耻骨联合分离对其挤压、牵拉和穿刺引起。主要表现为有尿意但排不出尿，会阴或下腹部胀，尿潴留或尿外渗，尿道口流血或有血迹，试插导尿管受阻，肛门指诊发现前列腺向后上回缩，尿道逆行造影可明确诊断。

（3）直肠损伤：其上1/3在腹膜内，中1/3前面有腹膜覆盖，下1/3全在腹膜外。多由骶骨骨折端直接刺伤，或骨折移位撕裂所致。骨盆骨折后出现肛门出血、下腹疼痛及里急后重感为主要症状，肛门指诊可见指套上有血迹并可触及骨折端。

（4）女性生殖道损伤：女性骨盆内器官拥挤而固定，当直接暴力作用于骨盆，骨盆被碾压导致粉碎或严重变形时，易发生子宫、阴道及周围脏器联合伤。下腹部、会阴部疼痛，非月经期阴道流血，体检发现下腹部、会阴部的皮下瘀血、局部血肿，阴道指诊触痛明显、触及骨折端及阴道破裂伤口。B超检查可发现有子宫破裂、下腹部血肿等。

（5）神经损伤：多因骨折移位牵拉或骨折块压迫所致，可引起腰丛、骶丛、闭孔神经或股神经损伤。伤后可出现臀部或下肢麻木、感觉减退或消失、肌肉萎缩无力，也可引起阳痿，多为可逆性，一般经治疗后能逐渐恢复。

3. 整复

（1）手法整复方法：前后压缩型骨折，术者用双手从两侧向中心对挤髂骨翼，使之复位。也可使患者侧卧于硬板床上，患侧在上，用推按手法对骨盆略施压力，使分离的骨折复位。侧方压缩型骨折，患者仰卧，术者用两手分别置于两侧髂前上棘向外推按，分离骨盆使之复位。髂前上、下棘撕脱骨折，患者仰卧，患侧膝下垫高，保持髋、膝关节呈半屈曲位，术者捏挤按压骨折块使之复位。

（2）牵引：对垂直方向移位明显的骨盆骨折，需行股骨髁上骨牵引，且需同时应用前方外固定架，可获得安全面充分的治疗。牵引重量为患者体重的1/7～1/5，牵引时间为8～12周，否则可因软组织或骨折端愈合不良而再移位或下地后再次移位。

（五）进一步治疗方案

完善专科查体、影像学检查，综合评估病情，行相关处理后收入院进一步治疗。

第五节　常见脱位急诊急救

一、肩关节脱位

肩关节脱位是指盂肱关节脱位，肱骨头与肩胛盂失去正常对应关系，发生脱位。根据脱位后肱骨头位置可分为前脱位、后脱位，前脱位又可分为喙突下脱位、盂下脱位、锁骨下脱位、胸腔内脱位，后脱位极少见。

（一）临床特点

1. 肩关节前脱位

（1）有明确外伤史。

（2）伤后肩部疼痛、肿胀，伤臂处于肩关节外展弹性固定位，肩部活动障碍。

（3）"方肩畸形"，肩峰下空虚，常在喙突下、腋窝处或锁骨下触及脱位的肱骨头。

（4）搭肩试验阳性，直尺试验阳性。

2. 肩关节后脱位

（1）有明确外伤史。

（2）伤后肩部疼痛、肿胀、肩关节内收内旋、屈曲位弹性固定，肩部功能障碍。

（3）肩前部塌陷扁平，喙突及肩峰突出，而肩后突出更明显，可触到脱出的肱骨头。

（二）初步检查项目

X线片可诊断脱位类型，且可明确是否合并骨折，见图6-5-1。

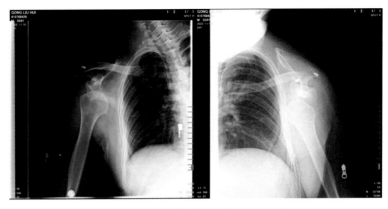

图 6-5-1　肩关节脱位复位前正、侧位片

（三）诊断与鉴别诊断

1. 诊断依据

（1）有明确的外伤史。

（2）症状及体征与临床标准相符合。

（3）X线片或CT检查有明确的骨折征象。

2. 鉴别诊断

（1）病理性骨折：为肿瘤或其转移侵犯骨质所致，轻微外力即致伤，有全身症状，X线片可见骨质破坏，可排除该诊断。

（2）软组织损伤：有外伤，患处肿胀疼痛，活动受限，但X线片无骨折征象，可与之鉴别。

（四）急诊初步处理

1. 手法整复

（1）前脱位：使用牵引回旋法（以右侧脱位为例）。患者仰卧位，术者立于患侧，以右手握肘部，左手握腕上部，将肘关节屈曲，右手沿上臂方向徐徐牵引，并轻度外展，使肱骨头拉至关节盂上缘，在外旋牵引下，逐渐内收肘部与下胸壁接触，再使上臂高度内收，感到"咯噔"声，随即复位。将上臂内旋，并将手放于对侧肩部，肱骨头可通过扩大的关节囊破口滑入关节盂内，并可闻及入臼声，即复位成功。

（2）后脱位：患者仰卧位，沿肱骨轴线牵引，同时内旋上臂并予以侧方牵引以松开肱骨头与肩胛盂缘的嵌插绞锁，此时术者一手自后方向推挤肱骨头，同时外旋上臂，闻及入臼声，即复位。

2.固定

三角巾屈肘60°～90°悬吊2～3周，合并骨折者按骨折的固定处理。

肩关节脱位复位后正、侧位片见图6-5-2。

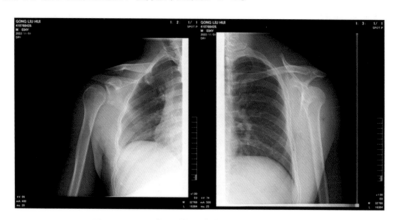

图6-5-2　肩关节脱位复位后正、侧位片

（五）进一步治疗方案

麻醉状态下经几种手法仍不能复位者，则不宜再多次复位，应行手术切开复位。

（六）并发症及风险

合并骨折以及血管神经损伤；习惯性脱位；陈旧性脱位影响肩关节功能等。

二、肘关节脱位

肘关节脱位根据尺桡骨近端的移位方向主要分为前脱位、后脱位、侧方脱位、分离脱位等；前脱位多伴有尺骨鹰嘴骨折，临床少见，由于解剖因素肘关节后脱位常见。

（一）临床表现

1.肘关节前脱位

（1）有明确外伤史。

（2）伤后肘部肿胀、畸形、功能活动丧失。

（3）肘后三角关系异常改变。肘窝部隆起，可触及尺桡骨上端，在肘后可触及肱骨下端，合并鹰嘴骨折者可触及到游离的尺骨鹰嘴骨折片。

2. 肘关节后脱位

（1）患者多有典型外伤史。

（2）伤后肘部肿胀、疼痛、活动功能丧失。

（3）肘关节呈弹性固定于半屈曲位，呈靴状畸形，关节前后径增宽，肘窝前饱满，可触及肱骨下端，肘后空虚凹陷，尺骨鹰嘴后突，肘后三角关系异常改变。

（二）初步检查项目

（1）前脱位：X线显示肱尺、肱桡关系均改变，尺桡骨移向掌侧，大部分患者合并有尺骨鹰嘴骨折。

（2）后脱位：X线显示肱尺、肱桡关节关系严重改变，尺骨冠状突和桡骨头滑向后方。

肘关节脱位复位前正、侧位片，见图6-5-3。

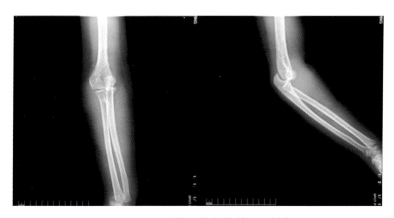

图6-5-3　肘关节脱位复位前正、侧位片

（三）诊断与鉴别诊断

1. 诊断依据

（1）有明确的外伤史。

（2）症状及体征与临床标准相符合。

（3）X线片或CT检查有明确的骨折征象。

2. 鉴别诊断

（1）病理性骨折：为肿瘤或其转移侵犯骨质所致，轻微外力即致伤，有全身症状，X线片可见骨质破坏，可排除该诊断。

（2）软组织损伤：有外伤，患处肿胀疼痛，活动受限，但X线片无骨折征象，可与之鉴别。

（四）急诊初步处理

1. 手法整复

1）前脱位：先判断尺桡骨自肘内侧还是肘外侧脱出。患者取仰卧位，一助手牵拉上臂，术者握前臂稍加牵引，将其从脱位的一侧送回再屈曲肘关节即可。

2）前脱位合并鹰嘴骨折：患者仰卧位，一助手固定上臂，另一助手握其腕部，顺势牵引，术者两手拇指置于尺桡骨上端掌侧，向下向后推送，余指置于肱骨下端背侧，向上向前端提，即可复位。

3）肘关节后脱位复位法有以下两种。

（1）郑氏单人复位法：以右侧肘关节脱位为例，术者以左手握持伤侧尺桡骨远端，并使其呈旋后位，顺势向远端用力牵拉。右手以示指、中指扣住尺骨鹰嘴部，向下用力，以拇指或虎口于肘前顶住肱骨远端，向后上推挤，两手同时协同用力，即可复位。然后一手捏住肘关节，被动屈伸2～3次。如屈伸不受阻，关节滑利，手指可以触及伤侧肩部，时后三角关系正常，表示复位成功。

（2）郑氏三人复位法：患者取坐位，一助手双手握其上臂，第二助手双手握腕部行对抗牵引，术者立于患侧，双手拇指置于鹰嘴尖部，其余手指环扣上臂前侧下端，助手在对抗牵引下，逐渐屈曲肘关节，同时术者双手拇指由后上向前下用力顶推鹰嘴，双手四指拉压肱骨远端向后上，三人协同用力，脱位即可整复。

2. 固定

单纯肘关节前脱位伸肘位固定，合并尺骨鹰嘴骨折者，应先将肘关节固定于伸直位或轻度屈曲位1～2周，然后改为屈曲位90°固定2～3周直至骨折愈合。单纯后脱位屈肘位固定，合并骨折者，按骨折处理。

肘关节脱位复位、固定后正、侧位片见图6-5-4。

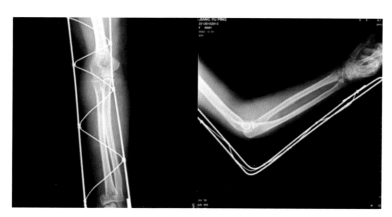

图 6-5-4　肘关节脱位复位、固定后正、侧位片

（五）进一步治疗方案

（1）初次脱位及时就诊并闭合复位，成功率较高；对合并冠状突、桡骨头骨折、鹰嘴骨折患者，建议收住院治疗。

（2）陈旧性脱位处理：伤后3周左右，关节周围及间隙内尚未充满肉芽及瘢痕，可试行闭合复位，复位前先行尺骨鹰嘴牵引，在麻醉下用轻柔手法松解粘连后再手法复位。伤后时间较长，肘关节僵直在非功能位，而无条件手术者，可在麻醉下用轻柔手法松解粘连后再手法复位。闭合复位不成功或伤后数月且无骨化性肌炎及骨萎缩者，可行切开复位。脱位时间较长，关节僵直在非功能位且有明显症状者，可考虑行关节切除或成形术、关节固定术、人工关节置换术等。

（六）并发症及风险

习惯性脱位、合并严重血管神经损伤、骨化性肌炎。

三、下尺桡关节脱位

下尺桡关节在腕关节和前臂旋转运动中发挥重要作用，其关节的稳定主要由三角纤维软骨与掌、背侧下尺桡韧带维持。前臂旋转时，若三角纤维软骨、尺侧腕韧带或尺骨茎突被撕裂，则易造成下尺桡关节脱位。

（一）临床特点

（1）常有明确外伤史。

（2）伤后腕部疼痛，转动腕部时疼痛加剧，时有弹响声，或患者自觉不能提重物、无力感、前臂旋转及腕关节屈伸均受限。

（3）尺骨向背侧脱位时，尺骨头较正常时更为隆起，向掌侧按压时，弹响感较健侧明显。向掌侧脱位时，尺骨背侧隆起消失，甚至有凹窝出现；下尺桡关节横向分离时，两侧对比，患侧较健侧增宽。

（二）初步检查

下尺桡关节脱位复位前正、侧位片见图6-5-5，必要时与健侧对比，尺桡关节分离时，间距较健侧大2 mm以上。

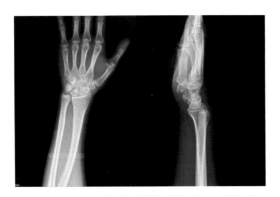

图 6-5-5　下尺桡关节脱位复位前正、侧位片

（三）诊断与鉴别诊断

1. 诊断依据

（1）有明确的外伤史。

（2）症状及体征与临床标准相符合。

（3）X线片或CT检查有明确的骨折征象。

2. 鉴别诊断

（1）病理性骨折：为肿瘤或其转移侵犯骨质所致，轻微外力即致伤，有全身症状，X线片可见骨质破坏，可排除该诊断。

（2）软组织损伤：有外伤，患处肿胀疼痛，活动受限，但X线片无骨折征象，可与之鉴别。

（四）急诊初步处理

复位与固定：初次脱位者取坐位，置前臂于旋后位屈肘90°，助手固定前臂上段做对抗牵引，术者站患者对面，一手握腕部牵引，另一手拇指置于尺骨头部。

（1）若尺骨头向背侧移位：在牵引下，拇指由背侧、外侧向掌侧、内侧推压尺骨头即可复位；小夹板或护腕固定，尺骨头背侧加纸压垫，前臂旋后位固定，三角巾悬吊4～6周。

（2）若尺骨头向掌侧移位：在牵引下，前臂逐渐旋前，拇指由掌侧、外侧向背侧、内侧推压尺骨头，即可复位；小夹板或护腕固定，掌侧加纸压垫，前臂旋前位固定，三角巾悬吊4～6周。

（3）若下尺桡关节分离移位，在两助手牵引下，术者双手合抱下尺桡关节向中间挤压，即可复位；尺、桡侧各一纸压垫，前臂中立位固定，三角巾悬吊4～6周。

下尺桡关节脱位复位后正、侧位片见图6-5-6。

（五）进一步处理方案

新鲜脱位，闭合复位都能成功，一般不需要手术治疗。

（六）并发症以及风险

及时复位效果一般较好，部分延误治疗或外固定不当可遗留腕部疼痛、无力、活动受限等症状。

下尺桡关节脱位复位、固定后正、侧位片见图6-5-6。

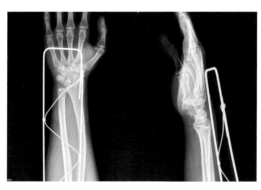

图6-5-6 下尺桡关节脱位复位、固定后正、侧位片

四、指间关节脱位

指间关节脱位多因过伸、扭转或侧方挤压等暴力，造成指间关节囊破裂、侧副韧带断裂引起，有时伴有指骨基底部撕脱骨折，以背侧、侧方脱位常见，掌侧脱位罕见。

（一）临床特点

（1）有指间关节过伸或侧方挤压受伤史。

（2）伤后局部肿胀、疼痛、关节活动功能障碍。

（3）患处呈梭形肿胀、畸形、压痛及弹性固定。若侧副韧带断裂，则出现明显的侧方活动。

（二）初步检查

X线片的正、侧位片可明确诊断，见图6-5-7。

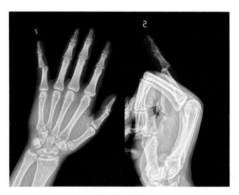

图 6-5-7　指间关节脱位复位前正、侧位片

（三）诊断与鉴别诊断

1.诊断依据

（1）有明确的外伤史。

（2）症状及体征与临床标准相符合。

（3）X线片或CT检查有明确的骨折征象。

2. 鉴别诊断

（1）病理性骨折：为肿瘤或其转移侵犯骨质所致，轻微外力即致伤，有全身症状，X线片可见骨质破坏，可排除该诊断。

（2）软组织损伤：有外伤，患处肿胀疼痛，活动受限，但X线片无骨折征象，可与之鉴别。

（四）急诊初步处理

1. 手法复位

拔伸牵引，用拇指将脱位的指骨基底部推向掌侧，然后屈指，即可复位。

2. 固定

指钢丝托板功能位固定1~2周，合并骨折者先伸直位固定1~2周，再屈曲位固定2~3周。

指间关节脱位复位、固定后正、侧位片见图6-5-8。

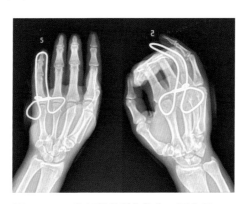

图 6-5-8　指间关节脱位复位、固定后正、
　　　　　侧位片

（五）进一步处理方案

对合并骨折者，骨折占关节面1/3以上，且明显分离移位，旋转或嵌入关节间隙，致使闭合复位失败或不能维持复位位置时，需手术治疗。

（六）并发症及风险

若处理不及时或处理不当，常有关节增粗、僵硬，伸屈功能受限，疼痛等后遗症。

五、髋关节脱位

髋关节脱位是指股骨头与骨盆髋臼之间的关节失去正常的对应关系，发生了错位。根据股骨头相对髋臼的位置，可分为后脱位、前脱位和中心脱位。

（一）临床表现

1. 后脱位

股骨头多由髂骨韧带与坐骨韧带之间的薄弱区穿出脱位，造成后关节囊及圆韧带撕裂，即髋关节后脱位。如髋关节略呈外展位遭受传导暴力时，则髋臼后缘易因股骨头之撞击而发骨折，或股骨头之前下方骨折。无论何方骨折，均会影响关节的稳定性，因此分类也主要依据合并骨折的情况而定。

（1）Ⅰ型脱位不合并或者合并髋臼小片骨折。

（2）Ⅱ型脱位合并髋臼后唇大块骨折。

（3）Ⅲ型脱位合并髋臼广泛粉碎性骨折。

（4）Ⅳ型脱位合并股骨头骨折。

外伤后患髋肿痛，活动受限；后脱位患髋屈曲，内收、内旋、短缩畸形等。

2. 前脱位

前脱位远较后脱位少见，由于前方主要为韧带维护，因而不易合并骨折。前脱位时髋关节屈曲、外展、外旋，双下肢无法并拢。

3. 中心脱位

患肢短缩畸形，髋活动受限。

（二）初步检查项目

1. X线检查

X线平片是诊断髋部脱位、骨折的最基本方法，大部分的髋关节脱位X线片都能正确显示，见图6-5-9。

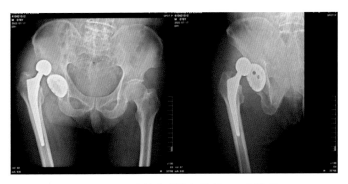

图 6-5-9　髋关节脱位复位前正、侧位片

2. CT 检查

对大多数的髋关节脱位均能做出正确的诊断，较X线片其优势在于能清楚地显示脱位的方向与程度，更重要的是它能清晰准确地显示髋关节内是否有碎骨片的存在。

CT的三维重建最大的优点在于立体地显示了关节的表面，图像逼真，并且可以任意角度旋转图像而获得最佳暴露部位。

（三）诊断与鉴别诊断

1. 诊断依据

（1）有明确的外伤史。

（2）症状及体征与临床标准相符合。

（3）X线片或CT检查有明确的骨折征象。

2. 鉴别诊断

（1）病理性骨折：为肿瘤或其转移侵犯骨质所致，轻微外力即致伤，有全身症状，X线片可见骨质破坏，可排除该诊断。

（2）软组织损伤：有外伤，患处肿胀疼痛，活动受限，但X线片无骨折征象，可与之鉴别。

（四）急诊初步处理

（1）后脱位：一般均可手法复位，很少有困难。复位方法以屈髋屈膝位顺股骨轴线牵引较为稳妥可靠，Allis法为仰卧位牵引，Stimson法为俯卧位牵引。复位时手法应徐缓，持续使用牵引力，严禁暴力或突然转向，遇有阻力时更不可强行扭转。如牵引手法无效，可改用旋转"？"式手法。

（2）前脱位：顺患肢轴线牵引时，术者自前而后推动股骨头，使其向髋臼方位移动，内收下肢使之还纳。

（3）中心脱位：宜用骨牵引复位，牵引4～6周。如晚期发生严重的创伤性关节炎，可考虑人工关节置换术或关节融合术。

髋关节脱位复位后正、侧位片见图6-5-10。

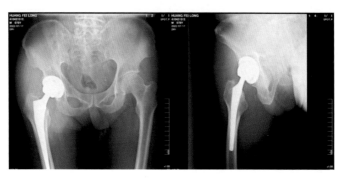

图6-5-10　髋关节脱位复位后正、侧位片

（五）进一步治疗方案

（1）初次髋关节脱位不合并骨折患者，在急诊完成手法复位后，1个月内严格卧床休息，不可急于下地行走，可进行股四头肌和关节屈伸锻炼，避免肌肉萎缩和关节僵硬。

（2）髋关节脱位合并骨折，以及陈旧性脱位患者，完善入院前检查，收入住院治疗。

（六）并发症及风险

（1）再脱位常因阻碍复位因素未消除。X线出现假象，前倾角过大或髋臼发育不良，因而即使复位后，还是较易再脱位。

（2）股骨头缺血性坏死这类并发症主要是由于手法粗暴或手术创伤过大，损伤了股骨头的血供；固定时强力极度外展；复位前牵引不够或内收肌、髂腰肌未松解，复位后股骨头受压过度等。

（3）髋关节骨性关节病是晚期的并发症，一般发生在年龄较大患儿手术后成年后。

（4）股骨头骨骺分离、股骨上段骨折、坐骨神经损伤等，这些均为牵引不足，复位时使用暴力或麻醉太浅等原因引起，一般均可避免。

六、髌骨脱位

髌骨脱位指髌骨在活动过程中脱出股骨滑车凹，往往发生在青少年中。急性髌骨脱位主要由运动创伤引起。髌骨脱位的危险因素包括肥胖、高强度体力活动、膝关节解剖解构缺陷等。

（一）临床表现

患者感觉到膝关节突然剧痛，可有脱臼感觉或无力。在膝关节伸直后髌骨经常自行复位，复位时常可听见"咔嗒"声。继而膝关节肿痛、活动受限。

（二）初步检查项目

1. X 线检查

常规摄膝关节正、侧位片，髌骨脱位复位前见图6-5-11。可屈膝30°摄侧位片，观测是否有高位髌骨存在；摄屈膝30°或45°髌骨轴位片，观测髌骨关节面对位情况。

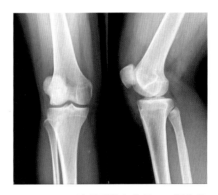

图 6-5-11　髌骨脱位复位前正、侧位片

2. CT 检查

CT检查可以更准确地反映髌股关节情况，排除股骨旋转因素，更加准确。

3. MRI 检查

髌骨脱位最理想的检查方法是MRI，它可以清晰地显示髌股关节半脱位、膝关节积液，同时还能判断有无伴随的股骨髁软骨损伤或其他关节内结构损伤。

（三）诊断与鉴别诊断

1. 诊断依据

（1）有明确的外伤史。

（2）症状及体征与临床标准相符合。

（3）X线片或CT检查有明确的骨折征象。

2. 鉴别诊断

（1）病理性骨折：为肿瘤或其转移侵犯骨质所致，轻微外力即致伤，有全身症状，X线片可见骨质破坏，可排除该诊断。

（2）软组织损伤：有外伤，患处肿胀疼痛，活动受限，但X线片无骨折征象，可与之鉴别。

（四）急诊初步处理

多数急性髌骨脱位患者可自行复位。如就诊时仍存在脱位，应当行手法复位。

复位方法：患者取仰卧位，屈膝放松股四头肌，逐渐伸直膝关节，同时将髌骨由外侧向内侧轻柔推动，即可复位。

髌骨脱位复位后正、侧位见图6-5-12。

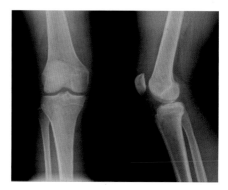

图 6-5-12　髌骨脱位复位后正、侧位片

（五）进一步治疗方案

（1）初次髌骨脱位，通常选择保守治疗。我们建议行手法复位后，冰敷消肿，尽早行膝关节屈伸功能锻炼。

（2）陈旧性髌骨脱位、复发性髌骨脱位、合并骨折或韧带损伤患者，应完善入院前检查，收入住院治疗。

（六）并发症及风险

膝关节不稳定、髌骨脱位复发、股四头肌肌肉萎缩等。

七、膝关节脱位

膝关节骨性结构虽不稳定，但关节周围和关节内有较坚强的韧带和肌肉保护，故膝关节脱位较为少见。按照脱位时胫骨相对股骨的位置关系分为：①膝关节前脱位。②膝关节后脱位。③膝关节外侧脱位。④膝关节内侧脱位。⑤膝关节旋转脱位。

（一）临床表现

膝关节受伤后，疼痛剧烈，小腿可能向前、后、内、外侧面移位或扭曲畸形，失去正常连接关系。局部触痛明显，皮下有波动空虚感，并有大片瘀血斑，前后抽屉试验、内外翻应力试验、过伸应力试验均阳性，应注意有无血管损伤或神经损伤，仔细检查足背、胫后动脉搏动及肢体远端感觉情况。

（二）初步检查项目

1. X 线检查

标准的正、侧位X线平片，有助于显示膝关节位置形态是否正常，观察股骨与胫骨的相对位置，判断是否存在脱位，见图6-5-13。

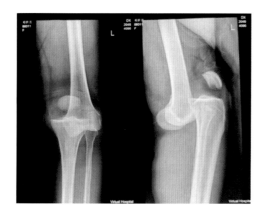

图 6-5-13　膝关节脱位正、侧位片

2. CT 检查

CT检查有助于对骨折情况的判定。

3. MRI 检查

MRI检查可以进一步明确韧带损伤情况。

（三）诊断与鉴别诊断

1. 诊断依据

（1）有明确的外伤史。

（2）症状及体征与临床标准相符合。

（3）X线片或CT检查有明确的骨折征象。

2. 鉴别诊断

（1）病理性骨折：为肿瘤或其转移侵犯骨质所致，轻微外力即致伤，有全身症状，X线片可见骨质破坏，可排除该诊断。

（2）软组织损伤：有外伤，患处肿胀疼痛，活动受限，但X线片无骨折征象，可与之鉴别。

（四）急诊初步处理

对于膝关节脱位患者，必须评估下肢血管神经损伤情况。当确定存在膝关节脱位时，应在急诊行手法复位固定，以缓解血管扭曲，减少神经压迫，减轻软组织张力。①膝关节前脱位：通过纵向牵引胫骨并抬高股骨远端而复位。②膝关节后脱位：通过伸膝位纵向牵引胫骨并向前方抬高胫骨近端而复位。③膝关节外侧脱位：通过纵向牵引胫骨，并适当推移股骨和胫骨而复位。④膝关节内侧脱位：通过纵向牵引胫骨，并适当推移股骨和胫骨而复位。⑤膝关节旋转脱位：通过纵向牵引胫骨，并适当旋转胫骨而复位。复位后，检查血管神经情况，将膝关节屈曲20°～30°固定。

（五）进一步治疗方案

评估血管、神经损伤情况，预防深静脉血栓，完善入院前检查，收入住院治疗。

（六）并发症及风险

1. 血管损伤

膝关节脱位最大的危害在于可能出现血管损伤，尤其是腘动脉损伤。

2. 神经损伤

腓神经损伤是膝关节脱位的常见并发症。

八、踝关节脱位

踝关节是人体承重最大的屈戍关节，是由胫腓骨下端的内外踝和距骨组成，距骨由胫骨的内踝、后踝和腓骨的外踝所组成的踝穴所包绕，由韧带牢固地固定在踝穴内。因距骨体处于踝穴中，周围有坚强的韧带包绕，牢固稳定。当踝关节遭受强力损伤时，常常合并踝关节的骨折脱位，而单纯踝关节脱位也极为罕见，多合并有骨折。以脱位为主，合并有较轻微骨折的踝部损伤，简称为踝关节脱位。按脱位的方向踝关节脱位可分为：后脱位、前脱位、向上脱位。

（一）临床表现

受伤后踝部即出现疼痛、肿胀、畸形和触痛。后脱位者胫腓骨下端在皮下凸出明显，并可触及，胫骨前缘至足跟的距离增大，前足变短；前脱位者距骨体位于前踝皮下，踝关节背屈受限；向上脱位者外观可见伤肢局部短缩，肿胀剧烈。

（二）初步检查项目

主要是影像学检查，包括X线、CT、MRI等。踝关节脱位复位前正、侧位片见图6-5-14。

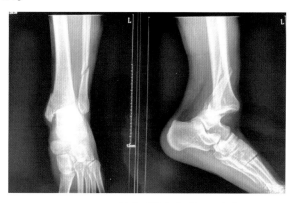

图 6-5-14 踝关节脱位复位前正、侧位片

（三）诊断与鉴别诊断

1. 诊断依据

（1）有明确的外伤史。

（2）症状及体征与临床标准相符合。

（3）X线片或CT检查有明确的骨折征象。

2. 鉴别诊断

（1）病理性骨折：为肿瘤或其转移侵犯骨质所致，轻微外力即致伤，有全身症状，X线片可见骨质破坏，可排除该诊断。

（2）软组织损伤：有外伤，患处肿胀疼痛，活动受限，但X线片无骨折征象，可与之鉴别。

（四）急诊初步处理

1.踝关节后脱位的复位

患者卧床，先屈曲膝关节，再行足跖屈牵引，当距骨进入踝穴后，即背伸踝关节，并用钢丝托板固定4～6周。

2.踝关节前脱位的治疗

患者卧床，屈膝关节、足背伸，进行牵引，当距骨与胫骨前下唇解脱，即推距骨向下向后复位。复位后，用钢丝托板固定足在跖屈位3周，后更换足踝背伸位再固定2～3周。若有严重骨折，固定时间共需8～12周。

3.踝关节向上脱位的治疗

患者卧床，屈曲膝关节，自大腿向上反牵引，握持足向下牵引，当距骨向下至踝穴时，胫腓骨便可复位对合。此时跖屈，背伸踝关节，以矫正踝关节前、后方移位，钢丝托板中立位固定4～6周。

踝关节脱位复位后正、侧位片见图6-5-15。

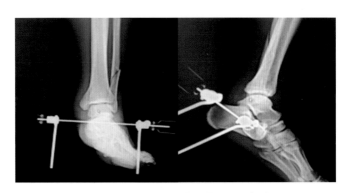

图 6-5-15　踝关节脱位复位后正、侧位片

（五）进一步治疗方案

踝关节脱位通常合并骨折及韧带损伤，大部分需要手术治疗，完善入院前检查，收入住院治疗。

（六）并发症及风险

易继发骨关节炎、缺血性骨坏死。

九、趾间关节脱位

趾间关节脱位即近节趾骨与远节趾骨之间构成的关节的对应关系失常，发生脱位。

（一）临床表现

足趾肿胀，压痛，活动受限。

（二）初步检查项目

足的正、侧位X线平片，有助于显示趾间关节位置形态是否正常，判断是否存在脱位，见图6-5-16。

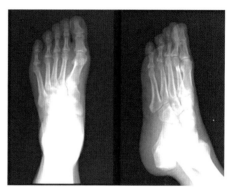

图6-5-16　趾间关节脱位复位前正、侧位片

（三）诊断与鉴别诊断

1.诊断依据

（1）有明确的外伤史。

（2）症状及体征与临床标准相符合。

（3）X线片或CT检查有明确的骨折征象。

2.鉴别诊断

（1）病理性骨折：为肿瘤或其转移侵犯骨质所致，轻微外力即致伤，有全身症状，X线片可见骨质破坏，可排除该诊断。

（2）软组织损伤：有外伤，患处肿胀疼痛，活动受限，但X线片无骨折征象，可与之鉴别。

（四）急诊初步处理

患者仰卧位，术者一手固定足趾近端，另一手牵引足趾远端，即可复位。复位后使用趾钢丝托板固定3周左右。趾间关节脱位复位后正、侧位片见图6-5-17。

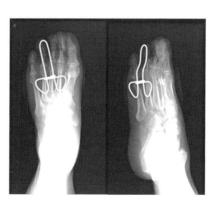

图6-5-17　趾间关节脱位复位后正、侧位片

（五）进一步治疗方案

大部分趾间关节脱位，复位后可行保守治疗。对于陈旧性脱位及合并骨折而复位失败的患者，可采取手术治疗。

第六节　儿童特殊骨折脱位

一、儿童锁骨骨折

锁骨呈横置的S形架于胸骨柄与肩峰之间，是连接上肢与躯干之间的唯一骨性支架。锁骨位于皮下，位置表浅，受外力作用时易发生骨折，发生率占全身骨折的5％～10％。多发生在幼儿时期。

（一）临床特点

（1）外伤史：有肩部着地外伤史。

（2）症状：主要表现为局部肿胀、皮下瘀血、压痛或有畸形，畸形处可触到移位的骨折端，如骨折移位并有重叠，肩峰与胸骨柄间距离变短。伤侧肢体功能受限，肩部下垂，上臂贴胸不敢活动，并用健手托扶患肘，以缓解因胸锁乳突肌牵拉引起的疼痛。触诊时骨折部位压痛，可出现骨擦音及锁骨的异常活动。幼儿青枝骨折畸形多不明显，且常不能自诉疼痛部位，但其头多向患侧偏斜、颌部转向健侧，此特点有助于临床诊断。

（3）体征：患侧肩部肿胀、疼痛、出现瘀斑、锁骨上窝饱满。肩关节功能障碍，肩部下垂，触诊时局部压痛，有畸形，可有异常活动和骨擦感。

（二）初步检查项目

X线片一般可确定骨折类型、移位方向及程度，见图6-6-1。CT检查多用于复杂的锁骨骨折，如波及关节面及肩峰的骨折，尤其对关节面的骨折的检查效果优于X线检查。

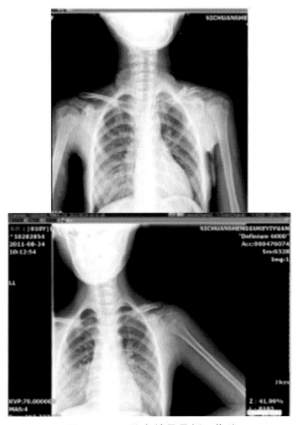

图 6-6-1　儿童锁骨骨折正位片

（三）诊断与鉴别诊断

1. 诊断依据

（1）有明确的外伤史。

（2）症状及体征与临床标准相符合。

（3）X线片或CT检查有明确的骨折征象。

2. 鉴别诊断

（1）病理性骨折：为肿瘤或其转移侵犯骨质所致，轻微外力即致伤，有全身症状，X线片可见骨质破坏，可排除该诊断。

（2）软组织损伤：有外伤，患处肿胀疼痛，活动受限，但X线片无骨折征象，可与之鉴别。

（四）急诊初步处理

患儿坐位，挺胸抬头，双手叉腰，术者一手于骨折处触摸骨折凸起部，另一只手做上臂抬举肩关节顺势牵引，轻柔手法做捺正复位，使骨折端平整即可，不用将骨折端完全对位。复位成功后腋下放置衬垫，行8字双圈外固定。材料准备见图6-6-2，儿童锁骨骨折固定见图6-6-3。

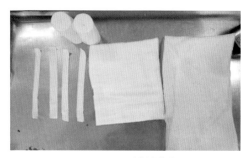

图 6-6-2　材料准备

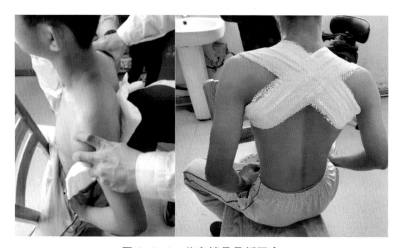

图 6-6-3　儿童锁骨骨折固定

（五）进一步治疗方案

固定后即可开始进行腕关节及手指的屈伸活动，治疗后1周可以进行肘关节屈伸活动，治疗后2周根据骨痂生长情况可开始进行肘关节屈伸及耸肩活动，治疗后4周开始进行肩关节前屈外展功能锻炼，治疗后3个月能进行肩关节全方向无障碍活动。定期复查锁骨数字X线摄影（DR）片，观察骨位及骨痂生长情况。观察患儿肩部外观有无畸形，询问患儿日常活动和疼痛情况，了解家属对治疗的满意度。

二、儿童肱骨近端骨折

儿童肱骨近端骨折常见于肩部和肱骨近端的直接或间接损伤。运动损伤、车辆损伤和跌倒是儿童肱骨近端骨折最常见的原因。重复性损伤也可导致肱骨近端物理损伤。

（一）临床特点

（1）外伤史：一般有肩部外伤史。

（2）疼痛、肿胀、畸形：骨折部疼痛、局部压痛、胀肿，可有畸形和骨擦音，腋前皱襞处有瘀斑。肩关节活动障碍，移位严重者可出现神经血管损伤症状。

（二）初步检查项目

摄正、侧位X线片明确诊断及分型，见图6-6-4。必要时做CT检查与骨三维重建。

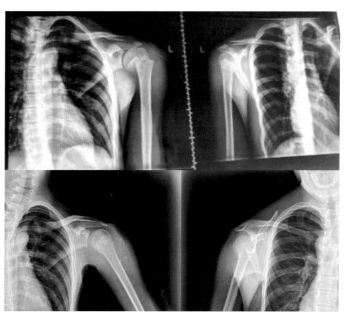

图 6-6-4　儿童肱骨近端骨折正、侧位片

（三）诊断与鉴别诊断

1. 诊断依据

（1）有明确的外伤史。

（2）症状及体征与临床标准相符合。

（3）X线片或CT检查有明确的骨折征象。

2. 鉴别诊断

（1）病理性骨折：为肿瘤或其转移侵犯骨质所致，轻微外力即致伤，有全身症状，X线片可见骨质破坏，可排除该诊断。

（2）软组织损伤：有外伤，患处肿胀疼痛，活动受限，但X线片无骨折征象，可与之鉴别。

（四）急诊初步处理

1. 体位

患者取坐位或者仰卧位。

2. 拔伸牵引

一助手经患侧腋窝用布带与另一助手握患肘及腕沿肱骨纵轴做顺势拔伸牵引。外展型患者可将患肘屈曲90°，前臂中立位，渐将前臂外展至45°位。内收型患者可将患肘屈曲90°，前臂中立位，渐将前臂外展至70°位。

3. 矫正内外移位手法

两助手进行拔伸牵引以矫正短缩旋转移位，术者用手在折端用推挤、提按手法的同时，远端助手内收或外展，先矫正内外移位。

（1）外展型：术者用双手拇指按于骨折近端外侧，其余各指抱骨折远端内侧，采用推挤、提按手法的同时，远端助手内收上臂至胸前以矫正向内成角移位或向内侧方移位。

（2）内收型：术者拇指按骨折顶端向内推，其余四指拉骨折远端外展同时助手外展上臂以矫正向外侧成角移位或向外侧方移位。

4. 矫正成角畸形手法

（1）向前成角者。术者改下蹲位，双手扣紧骨折端向后推挤的同时远端助手在牵引下采用郑氏前屈过顶法将患肢上臂前屈上举过肩或过顶以矫正向前成角。

（2）向后成角者。术者双手紧扣骨折端向前推挤的同时远端助手在牵引下后伸上臂纠正向后成角。

5. 加强骨折端稳定手法

复位后患肢在牵引下术者双手握持骨折端，助手将上臂缓缓放至于胸前或外展位，再扣击尺骨鹰嘴处使两骨折端互相嵌插，加强骨折整复后的稳定性。固定见图6-6-5。

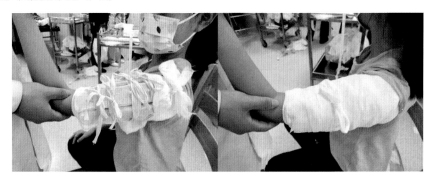

图6-6-5　固定

（五）进一步治疗方案

整复后患肢即可做伸指及握拳活动。1周后在上臂固定情况下做屈肘关节活动。2周后练习耸肩。3周后做肩关节钟摆及推磨活动。观察骨痂生长情况，可逐渐增加肩部活动幅度，逐渐练习前举、外展、内旋、外旋、后伸活动。后逐渐加大各方向的锻炼，加强肌肉力量训练。

三、儿童肱骨干骨折

肱骨外科颈下至内外髁上2～3 cm处的一段长管状坚质骨称为肱骨干，它上部较粗，自中1/3逐渐变细，下1/3渐呈扁平状，并稍向前倾。骨折后可见肿痛、畸形、反常活动，可闻及骨擦音，肱骨干中下1/3交界处后外侧有一桡神经沟，有桡神经通过，易伤及桡神经。肱骨干骨折较常见，好发于肱骨干中部和中下1/3交界处。

（一）临床特点

（1）外伤史：有肩部着地外伤史。

（2）临床表现：伤后局部明显肿胀、疼痛、环状压痛及纵轴叩击痛，上臂活动功能障碍。大多数有移位骨折，上臂有缩短或成角畸形，并有异常活动和骨擦音。注意检查腕和手指的功能，中下1/3骨折易合并桡神经损伤，可出现垂腕畸形，掌指关节及拇指功能障碍，手背第1、2骨间皮肤（虎口区）感觉障碍。

（二）初步检查项目

摄正、侧位X线片明确诊断及分型（见图6-6-6），必要时做CT检查与骨三维重建。

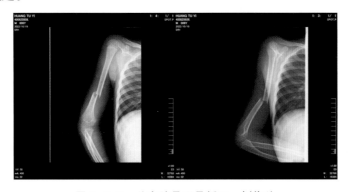

图6-6-6　儿童肱骨干骨折正、侧位片

（三）诊断与鉴别诊断

1. 诊断依据

（1）有明确的外伤史。

（2）症状及体征与临床标准相符合。

（3）X线片或CT检查有明确的骨折征象。

2. 鉴别诊断

（1）病理性骨折：为肿瘤或其转移侵犯骨质所致，轻微外力即致伤，有全身症状，X线片可见骨质破坏，可排除该诊断。

（2）软组织损伤：有外伤，患处肿胀疼痛，活动受限，但X线片无骨折征象，可与之鉴别。

（四）急诊初步处理

1. 手法复位

（1）体位：患者取坐位或卧位。

（2）拔伸牵引：一助手用布带绕过腋窝向上，另一助手握住前臂中立位向下，沿上臂纵轴对抗牵引，纠正缩短移位。

（3）肱骨上1/3骨折：在牵引下，术者两拇指抵住骨折远端外侧，其余四指环抱骨折近端内侧向外端提，使断端微向外成角，继而拇指由外推远端向内，即可复位。

（4）肱骨中1/3骨折：在牵引下，术者两拇指抵住骨折近端外侧，其余四指环抱骨折远端内侧向外端提，即可复位。

（5）肱骨下1/3骨折：多为斜形、螺旋形骨折，仅需轻微力量牵引，矫正成角畸形，将两斜面挤压捻正，即可复位。

2.固定

用前、后、内、外4块夹板，其长度视骨折部位而定。注意上1/3骨折要超肩关节固定，中1/3骨折不能超上、下关节固定，下1/3骨折要超肘关节固定，注意前夹板下端勿压迫肘窝。若有侧方移位者，利用固定垫两点加压；仍有轻度成角者，利用固定垫三点加压。固定肘关节屈曲90°，前臂中立位。固定时间为儿童3～5周。儿童肱骨干骨折复位、固定后正、侧位片见图6-6-7。

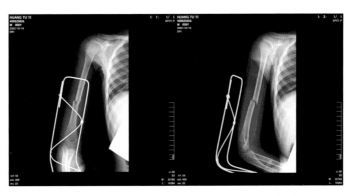

图6-6-7　儿童肱骨干骨折复位、固定后正、侧位片

四、儿童肱骨髁上骨折

肱骨髁上骨折是指肱骨内外髁上方2 cm范围内发生的骨折，好发于儿童，10岁以内者占90％，占肘部骨折的60%～70%。儿童肱骨髁上骨折后的

功能恢复一般较好，但由于常常合并神经、血管损伤及后遗肘部畸形，故属于较严重的一种损伤，应予足够重视和诊治。

（一）临床特点

（1）外伤史：有手掌撑地或肘部着地外伤史。

（2）症状：肘部肿胀、疼痛、畸形，甚至有张力性水疱。

（3）体征：肱骨髁上部可触及环形压痛，有移位骨折可触及异常活动与骨擦感，患肘活动受限或主动活动功能丧失，肘后三角关系正常。神经、血管损伤时可表现为垂腕征、垂指征、桡动脉搏动减弱、手指感觉及活动异常等。

（二）初步检查项目

X线片一般可确定骨折类型、移位方向及程度，必要时可做CT检查。肌电图在必要时可了解有无神经损伤及其程度；彩色B超可作为血管损伤的诊断依据。

（三）诊断与鉴别诊断

1. 诊断依据

（1）有明确的外伤史。

（2）症状及体征与临床标准相符合。

（3）X线片或CT检查有明确的骨折征象。

2. 鉴别诊断

（1）病理性骨折：为肿瘤或其转移侵犯骨质所致，轻微外力即致伤，有全身症状，X线片可见骨质破坏，可排除该诊断。

（2）软组织损伤：有外伤，患处肿胀疼痛，活动受限，但X线片无骨折征象，可与之鉴别。

（四）急诊初步处理

患儿取平卧位，肩关节外展60°～80°。

第一步：对抗牵引法（矫正重叠嵌插移位）。一助手握患肢上臂上段，另一助手握患肢前臂行中立位牵引，持续2～3 min。

第二步：扣髁旋转法（矫正旋转移位）。以患肢外旋为例，术者一手用力握住患肢上臂骨干，另一手拇、示指扣住肱骨远端内外髁部，将远折端由矢状面内旋至冠状面，同时令牵引远端的助手配合将前臂旋前，牵引近端的助手则尽力帮助术者保持骨干中立位。

第三步：内推外拉法（矫正侧方移位）。以骨折远端内侧移位为例，在两助手持续牵引状态下，术者双手拇指推骨折远端内侧向外，余4指拉骨折近端向内，牵引远端助手同时桡偏前臂，术者及助手同心协力矫正尺移、尺偏。

第四步：推拉屈肘法（矫正前后移位）。纠正正侧方移位后，以骨折远端向后移位为例，术者随即将双手拇指移至内外髁后侧，推骨折远端向前，余四指抱骨干，拉骨折近端向后，握患肢前臂行中立位牵引的助手则同时屈曲肘关节，纠正前后移位。

第五步：固定夹板。将已准备好的柳木塑型夹板4块，内侧远折端置梯形垫，外侧近折端置塔形垫，后侧远折端置顺梯形垫。均衡放置4块夹板后用3条束带捆扎。

第六步：固定体位，患肢屈肘90°，前臂旋前位，肘关节后侧放一长铁丝托板包扎固定。见图6-6-8 ～ 图6-6-11。（注：桡偏型固定于屈肘旋后位，屈曲型固定于屈肘40°～60°位）

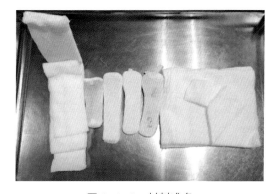

图 6-6-8　材料准备

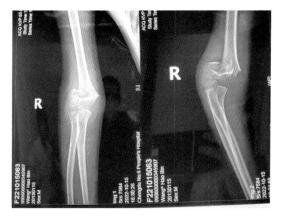

图 6-6-9　儿童肱骨髁上骨折复位前正、侧位片

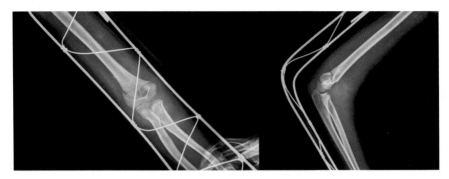

图 6-6-10　儿童肱骨髁上骨折复位、固定后正、侧位片

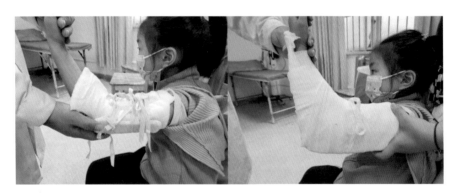

图 6-6-11　夹板固定

（五）进一步治疗方案

（1）伤后即可开始引导式功能练习，指导患儿行手部的主动握拳练习，并在手指、手掌给予轻柔的抚摸或按压、推压消肿，以促进患肢肿胀消退。

（2）骨折中期继续引导式功能练习，指导患儿加强手部主动握拳练习，逐渐配合患肢前臂轻手法推拿以舒筋活络、改善局部血循环，并开始行患肢肩、腕关节主动活动。

（3）骨折后期可配合四川省骨科医院院内制剂郑氏舒活酊涂擦，并行患肢推拿疗法：以伤肢肘部为中心，周围进行揉、捏、抖动、摇晃等手法，各期按摩，均以轻揉"不痛"为宜，"疼痛"为忌，力量由轻到重，逐渐加力，禁止粗暴手法和过度的扳、拉患肢，并禁止在肱二头肌肌腱处做过多刺激手法。

五、儿童桡骨头半脱位

桡骨头半脱位多发生于<5岁的幼儿，多由于手腕和前臂被过度牵拉所致，故又称牵拉肘。

（一）临床特点

（1）外伤史：多数有牵拉患儿手腕和手臂病史，部分可为摔伤或扭伤。

（2）患儿诉肘部疼痛，不肯用该手取物和活动肘部，拒绝别人触摸。

（3）体征：检查所见体征很少，无肿胀和畸形，肘关节略屈曲，桡骨头处有压痛。

（二）初步检查项目

首选DR检查，特殊情况可行MRI检查。

（三）诊断与鉴别诊断

1.诊断依据

（1）有明确的外伤史。

（2）症状及体征与临床标准相符合。

（3）X线片无明确的骨折脱位征象。

2.鉴别诊断

（1）病理性骨折：为肿瘤或其转移侵犯骨质所致，轻微外力即致伤，有全身症状，X线片可见骨质破坏，可排除该诊断。

（2）软组织损伤：有外伤，患处肿胀疼痛，活动受限，但X线片无骨折征象，可与之鉴别。

（四）急诊初步处理

（1）旋后屈肘法：术者一手握住患儿腕部，另一手托住肘部以拇指压在桡骨头部位，开始做轻柔的前臂旋后屈肘动作，来回数次后大都可感到轻微的弹响声和患儿肯用手来取物，证明复位成功。

（2）过度旋前法：术者一手握住患儿腕部，另一手托住肘部以拇指压在桡骨头部位，做轻柔前臂旋前活动，若出现关节复位弹响则表明复位成功。

复位后不必固定，但须告诫家长不可再暴力牵拉以免再发。儿童桡骨头半脱位手法复位见图6-6-12。

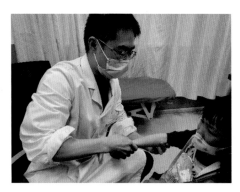

图 6-6-12　儿童桡骨头半脱位手法复位

六、儿童尺桡骨下段骨折

尺桡骨下段骨折属于前臂常见骨折之一，常因摔倒后手掌撑地，暴力由前臂向上传导导致，发生率约占全身骨折17%。

（一）临床特点

（1）患者均有明显的外伤病史，多表现为前臂伤后疼痛、肿胀及功能障碍。

（2）多数患者前臂不能进行旋转活动，骨折部位压痛明显，完全骨折者可有骨擦音和异常活动。

（3）骨折移位明显时，前部可见明显的畸形。

（4）少数患者可能伴有神经血管损伤，表现为手麻、手感觉异常、垂腕征、手指肌腱断裂等。

（二）初步检查项目

1. X 线检查

X线检查对为骨折患者选择治疗方式具有重要的价值。凡是疑为骨折者应该常规进行X线检查。前臂正、侧位的X线检查是必须的，其不仅能确定骨折的存在，而且能准确判断骨折移位情况，为选择治疗方案提供依据。

2. CT检查

CT能显示组织结构横断解剖的空间关系，而且分辨率高，当X线诊断有疑难时可以选用CT做进一步检查。

3. 其他检查

MRI检查与CT有着共同优点，但因会加重患者的经济负担不作为常规检查；彩超可以检测血管方面的损伤。

（三）诊断与鉴别诊断

1. 诊断依据

（1）有明确的外伤史。

（2）症状及体征与临床标准相符合。

（3）X线片或CT检查有明确的骨折征象。

2. 鉴别诊断

（1）病理性骨折：为肿瘤或其转移侵犯骨质所致，轻微外力即致伤，有全身症状，X线片可见骨质破坏，可排除该诊断。

（2）软组织损伤：有外伤，患处肿胀疼痛，活动受限，但X线片无骨折征象，可与之鉴别。

（四）急诊初步处理

1. 单纯尺骨或桡骨下段骨折，骨折端未完全移位、重叠者

患者由家属抱住或自行取坐位；使患者前臂处于旋前位，一助手双手环抱肘关节，固定患肢近端；另一助手双手握住患者大小鱼际，持续顺势用力牵引3～5 min；术者位于患者右侧，若骨折端向掌侧成角，术者双手环抱骨折端，拇指放置骨折背侧远端，其余手指放置骨折掌侧近端，双手向上提拉骨折近端，拇指向下按压骨折远端，同时远端助手向掌侧屈曲手腕；若骨折端向背侧成角，术者微蹲，双手环抱骨折端，拇指放置骨折掌侧远端，其余手指放置骨折背侧近端，双手向下按压骨折近端，拇指向上推压骨折远端，同时远端助手背伸腕关节；根据X线片略微调整骨折尺、桡侧移位；夹板中立位固定，复查X线；骨位达到功能复位标准，操作结束。见图6-6-13～图6-6-15。

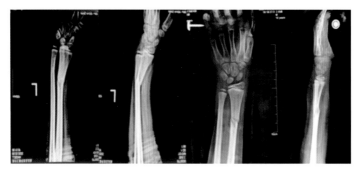

图 6-6-13　儿童尺桡骨下段骨折复位前正、侧位片（左二图）与
复位后正、侧位片（右二图）

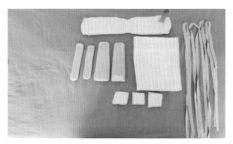

图 6-6-14　材料准备

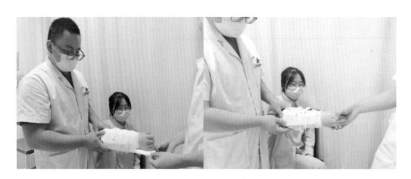

图 6-6-15　固定

2.尺桡骨双骨折，骨折端完全移位、重叠者

患者由家属抱住或自行取坐位；使患者前臂处于旋前位，一助手双手环抱肘关节，固定患肢近端；另一助手双手握住患者大小鱼际，使前臂处于松弛状态；术者位于患者右侧，术者轻触骨折端，触摸到骨折远端部分，有尺桡侧移位者，先根据X线情况纠正尺桡侧移位，然后双手拇指顶住骨折远端

部分，其余手指环抱骨折近端；远端助手缓慢牵引并极度背伸骨折远端，术者双手拇指使劲将骨折远端部分向远端推移，术者自觉骨折远端与骨折近端不再重叠，令远端助手在牵引的状态下快速由背伸转向掌屈，同时术者向上提拿骨折近端；远端助手略微放松牵引，术者检查骨折端有无骨擦感及阶梯感，若有可再次重复上述动作，若无行夹板中立位固定，复查X线；骨位达到功能复位标准，操作结束，若未达到功能复位标准，可再次重复上述操作（不建议多次反复操作）。见图6-6-16、图6-6-17。

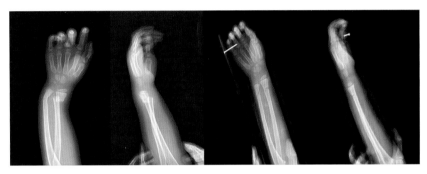

图6-6-16　尺桡骨双骨折复位前正、侧位片（左二图）及复位后正、侧位片（右二图）

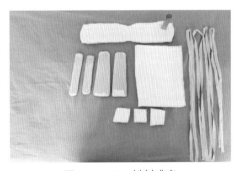

图6-6-17　材料准备

（五）进一步治疗方案

（1）达到功能复位要求者，定期门诊复查。患者在急诊完成手法复位后，复查X线达到功能复位要求，维持夹板中立位外固定。指导患者早期进行手指及肩肘关节的活动，促进血液循环，减轻水肿，密切观察手部及伤肢的血液供应情况。

（2）未达到功能复位要求，完善入院前检查，收入住院治疗。

七、儿童股骨干骨折

股骨干骨折多由强大暴力造成，一部分骨折由间接暴力所致。直接外力致骨折包括汽车撞击、重物砸压、辗压或火器伤等。因间接外力致骨折包括高处坠落、机器绞伤等。

（一）临床特点

1. 外伤史

患者一般有受伤史，较多患者合并多处损伤或内脏伤甚至休克。

2. 疼痛、肿胀、畸形

骨折部疼痛比较剧烈，出现压痛、肿胀、畸形和骨擦音等，功能障碍非常显著，有的局部可出现大血肿、皮肤剥脱和开放性损伤及出血。X线片可显示骨折部位、类型和移位方向。

3. 其他症状

损伤严重者，由于剧痛和出血，早期可合并外伤性休克。

（二）初步检查项目

X线片一般可确定骨折类型、移位方向及程度。

（三）诊断与鉴别诊断

1. 诊断依据

（1）有明确的外伤史。

（2）症状及体征与临床标准相符合。

（3）X线片或CT检查有明确的骨折征象。

2. 鉴别诊断

（1）病理性骨折：为肿瘤或其转移侵犯骨质所致，轻微外力即致伤，有全身症状，X线片可见骨质破坏，可排除该诊断。

（2）软组织损伤：有外伤，患处肿胀疼痛，活动受限，但X线片无骨折征象，可与之鉴别。

（四）急诊初步处理

（1）无移位的骨折无须整复，直接行股骨夹板、长钢丝托板中立位固定。

（2）有移位的骨折如不伴神经、血管损伤，则可先行股骨远端骨牵引或胫骨上段骨牵引，待2～3天重叠移位纠正后延期行手法复位，夹板、钢丝托板固定。

（3）对于有移位的骨折，手法整复，然后固定。单纯的横断、斜形、粉碎性骨折，采用推挤提按法，即可复位。其具体方法：术前仔细阅片，充分了解骨折移位情况后，一助手环抱大腿根部，另一助手牵拉小腿上段，注意保持骨折远端中立位。术者双手分置于骨折远近端内外侧，对向推挤，纠正骨折侧方移位；然后术者提按骨折远近端，纠正骨折前后移位。有的短斜形骨折或螺旋形骨折，旋转大，骨折背向移位，要先用回绕手法纠正背向移位，再进行牵引复位。根据X线片并结合触诊及试行复位时骨折远端在顺或逆时针方向移动时的松动感来判断发生旋转时的途径。助手握住其骨折近端，但不牵引，术者握住其骨折远端沿移位方向的原路逆行回绕，使两骨折端吻合，再于徒手牵引下复位。

股骨上1/3骨折：在髋部肌肉牵拉下，近折端常向前、向外移位。整复时一助手固定骨盆，另一助手一手握患肢小腿，另一肘置于腘窝后，髋关节、膝关节屈曲90°，进行提拉牵引，矫正重叠移位。术者立于患肢外侧，拉远折端向外，推近折端向内，提远折端向前，按近折端向后，纠正远折端的后、内移位及外旋。近折端前、外，远折端内、后放置纸压垫，小夹板固定。患肢外展30°，屈髋屈膝90°位，用维持重量进行牵引。

股骨中1/3骨折：根据骨折不同移位，分别采用提、拉、推、按手法，矫正前、后、内、外移位。单纯成角可外展肢体，三点挤压固定；如斜形骨折背靠背移位，则需根据骨折发生时的部位、暴力作用方向、X线片的表现，了解远折端是顺或逆时针方向移位，在肌肉放松的情况下使骨折远端按原路返回方向使背靠背的骨折面变为面对面，然后行骨牵引或在徒手牵引下复位。再行患腿髋、膝关节半屈曲位（屈髋屈膝各45°）维持牵引。

股骨下1/3骨折：远折端向后旋转移位者，复位时应在膝关节屈曲位牵引，以放松后侧关节囊及腓肠肌，同时提远折端向前，按近折端向后即可复位，并将患腿置于髋、膝关节半屈曲位维持。若远折端向前移位，复位方法与之相反，并将患肢处于伸膝位维持牵引。

（五）进一步诊疗方案

复位固定后即可开始练习股四头肌静力性收缩和踝关节的屈伸活动，如小腿及足部出现肿胀可适当配合按摩，第三周骨折部位稳定后两手拉床上吊杠，健足蹬床做支撑、收腹、抬臀等动作，以达到髋、膝关节活动的目的。取牵引后在夹板保护下在床上继续锻炼患肢各关节活动1~2周，而后扶双拐下地行走，随着骨折愈合，逐步负重，并改用单拐行走，直至骨折部愈合。见图6-6-18、图6-6-19。

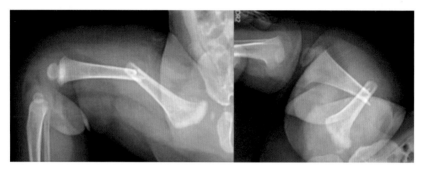

图6-6-18　儿童股骨干骨折复位前正、侧位片

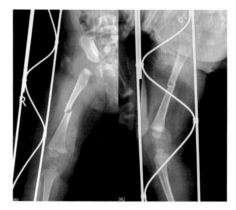

图6-6-19　儿童股骨干骨折复位、固定后正、侧位片

（六）预防与调护

（1）早期：注意观察患肢足趾的血液循环、疼痛、肿胀、感觉等情况，避免因肿胀严重引起血管、神经损伤。关注骨折失血性贫血情况，注意饮食营养及中医临床辨证用药，纠正贫血。骨牵引及外架需注意观察针道情况，避免感染。

（2）中期：定期门诊或床旁复查X线片，根据X线片骨折愈合情况，选择时机去除外固定。

（3）后期：加强髋、膝关节主动功能锻炼，促进功能康复；注意营养，多晒太阳，适当补充钙剂，逐渐自理日常生活。

八、儿童胫腓骨干骨折

儿童胫腓骨干骨折约占儿童长管状骨骨折的15%。骨折部：50%～70%发生在胫腓骨下1/3，19%～39%发生在胫腓骨中1/3，胫腓骨上1/3最少。骨折类型：斜形骨折占35%，粉碎性骨折占32%，横形骨折占20%，螺旋形骨折占13%。

（一）临床特点

1. 外伤史

有明显高处跌下、扭转或小腿被撞击的受伤史。伤后不能站立或行走。

2. 疼痛、肿胀、畸形

婴儿骨折后可表现为烦燥、哭闹和患肢拒绝负重，伤后不能站立或行走，有些青枝骨折者仅表现为跛行。2岁以上的患儿具有典型的骨折体征：骨折后局部出现肿胀，存在压痛和固定压痛点以及骨擦音。合并神经损伤少见，骨干骨折合并血管损伤也少见。

（二）初步检查项目

摄正、侧位X线片明确诊断及分型（图6-6-20），必要时做CT与骨三维重建。

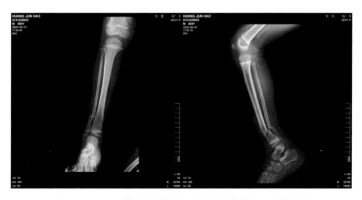

图 6-6-20 儿童胫腓骨干骨折复位前正、侧位片

（三）诊断与鉴别诊断

1. 诊断依据

（1）有明确的外伤史。

（2）症状及体征与临床标准相符合。

（3）X线片或CT检查有明确的骨折征象。

2. 鉴别诊断

（1）病理性骨折：为肿瘤或其转移侵犯骨质所致，轻微外力即致伤，有全身症状，X线片可见骨质破坏，可排除该诊断。

（2）软组织损伤：有外伤，患处肿胀疼痛，活动受限，但X线片无骨折征象，可与之鉴别。

（四）急诊初步处理

（1）体位：患者仰卧，膝关节半屈曲（膝曲150°~160°）位。

（2）拔伸牵引：一助手用肘关节套住患者腘窝部，固定大腿下段，另一助手握住足部，沿胫骨长轴拔伸牵引3~5 min，矫正重叠、旋转及成角畸形。

胫腓骨上1/3骨折：轻度侧方移位，直接捋正。

胫腓骨中1/3骨折：横断小斜面向前内成角及侧方移位，采用按提折顶的手法使骨折复位。

胫腓骨中下1/3骨折：胫骨骨折线在下，腓骨骨折线在上，胫骨远端向外旋转移位，采用旋转捏挤的手法使骨折复位。

胫腓骨下1/3骨折：多为横形骨折，采用折顶提按的手法使骨折复位。

材料准备见图6-6-21，固定见图6-6-22，复位、固定后儿童胫腓骨干骨折正、侧位片见图6-6-23。

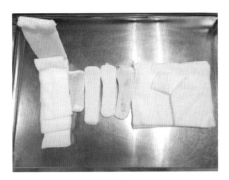

图 6-6-21 材料准备

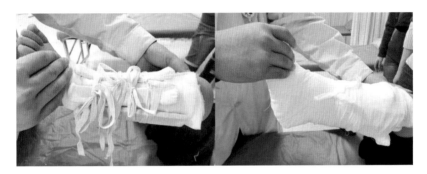

图 6-6-22 固定

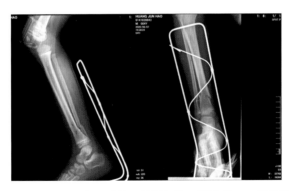

图 6-6-23 儿童胫腓骨干骨折复位、固定后正、侧位片

（五）进一步治疗方案

手法整复后，多采用小腿夹板固定并放置合适的纸压垫。胫腓骨上1/3骨折夹板固定时应超膝关节；胫腓骨下1/3骨折夹板固定时要超踝关节；不稳定骨折应配合跟骨牵引。

一般4周取除牵引，6~8周解除夹板。若软组织损伤较重，不适宜夹板固定时，应采用石膏托或石膏夹固定。

附　录

一、简明损伤评分

简明损伤评分（AIS）是当前世界上判断创伤组织损伤严重程度的金标准。AIS以解剖损伤为基础，它只评定伤情本身而不评定损伤造成的后果。AIS将身体部位分为九个部分：头部（颅和脑）；面部，包括眼和耳；颈部；胸部；腹部及盆腔脏器；脊柱（颈椎、胸椎、腰椎）；上肢；下肢，骨盆和臀部；体表（皮肤）。

AIS采用七位编码数（阿拉伯数字）表示，其中最后一位数为损伤严重度的AIS评分。如一单纯颅骨线型骨折，编码数是150402.2，第一位数字"1"表示头部在身体上分区编码，第二位数字"5"表示解剖结构的类型，04表示具体解剖结构或损伤性质，02表示具体部位或解剖结构的损伤程度，小数点右侧的数字表示损伤严重度的AIS评分。（AIS详细内容见附表1）

附表1　简明损伤评分表

损伤部位	AIS分级（分值）					
	轻度（1分）	中度（2分）	重度（3分）	严重（4分）	危重（5分）	目前无法救治(6分)
头颈部	①头部外伤后，头痛头晕②颈椎损伤，无骨折	①意外事故致记忆丧失②嗜睡、木僵、迟钝能被语言刺激唤醒③昏迷＜1h④单纯颅顶骨折⑤甲状腺挫伤⑥臂丛神经损伤⑦颈椎棘突或横突骨折或移位⑧颈椎轻度压缩骨折（≤20%）	①昏迷1～6h②昏迷＜1h伴神经障碍③颅底骨折④粉碎、开放或凹陷性颅顶骨折、脑挫裂伤、蛛网膜下腔出血⑤颈动脉内膜撕裂、血栓形成⑥喉、咽挫伤⑦颈髓挫伤⑧颈椎或椎板椎弓根或关节突脱位或骨折⑨>1个椎体的压缩骨折或前缘压缩>20%	①昏迷1～6h，伴神经障碍②昏迷6～24h③仅对疼痛刺激有恰当反应④颅骨骨折性凹陷>2cm⑤脑膜破裂或组织缺失⑥颅内血肿≤100ml⑦颈髓不完全损伤⑧喉压轧伤⑨颈动脉内膜撕裂、血栓形成伴神经障碍	①昏迷伴有不适当的动作②昏迷>24h③脑干损伤④颅内血肿>100ml⑤颈4或以下颈髓完全损伤	①碾压骨折②脑干碾压撕裂③断头④颈3以上颈髓下轧、裂伤或完全断裂，有或无骨折
面部	①角膜擦伤②舌浅表裂伤③鼻骨或颌骨骨折△④牙齿折断、撕裂或脱位	①颧骨、眶骨、下颌体或下颌关节突骨折②LeFortⅠ型骨折③巩膜、角膜裂伤	①视神经挫伤②LeFortⅡ型骨折	LeFortⅢ型骨折	—	—

续表

损伤部位	AIS分级（分值）					
	轻度 （1分）	中度 （2分）	重度 （3分）	严重 （4分）	危重 （5分）	目前无法 救治(6分)
胸部	①肋骨骨折 ②胸椎扭伤 ③胸壁挫伤 ④胸骨挫伤	①2～3根肋骨骨折▲ ②胸骨骨折 ③胸椎脱位、棘突或横突骨折 ④胸椎轻度压缩骨折（≤20%）	①单叶肺挫伤、裂伤 ②单侧血胸或气胸 ③膈肌破裂 ④肋骨骨折≥4根 ⑤锁骨下动脉或无名动脉内膜裂伤、血栓形成 ⑥轻度吸入性损伤 ⑦胸椎脱位、椎板、椎弓根或关节突骨折 ⑧椎体压缩骨折>1个椎骨或高度>20%	①多叶肺挫伤、裂伤 ②纵隔血肿或气肿 ③双侧血气胸 ④连枷胸 ⑤心肌挫伤 ⑥张力性气胸 ⑦血胸≥1000 ml ⑧气管撕裂 ⑨主动脉内膜撕裂 ⑩锁骨下动脉或无名动脉重度裂伤 ⑪脊髓不完全损伤综合征	①重度主动脉裂伤 ②心脏裂伤 ③支气管、气管破裂 ④连枷胸、吸入烧伤需机械通气 ⑤喉、气管分离 ⑥多叶肺撕裂伤伴张力性气胸，纵隔积血、积气或血胸>1000 ml ⑦脊髓裂伤或完全损伤	①主动脉完全离断 ②胸部广泛碾压
腹部	①擦伤、挫伤、浅表裂伤：阴囊、阴道、阴唇、会阴 ②腰扭伤 ③血尿	①挫伤、浅表裂伤：胃、肠系膜、小肠、膀胱、输尿管、尿道 ②轻度挫伤、裂伤：胃、肝、脾、胰 ③挫伤：十二指肠、结肠 ④腰椎脱位、横突或棘突骨折 ⑤腰椎轻度压缩性（≤20%） ⑥神经根损伤	①浅表裂伤：十二指肠、结肠、直肠 ②穿孔：小肠、肠系膜、膀胱、输尿管、尿道 ③大血管中度挫伤、轻度裂伤或血肿>1000 ml的肾、肝、脾、胰 ④轻度髂动、静脉裂伤后腹膜血肿 ⑤腰椎脱位或椎板、椎弓根、关节突骨折 ⑥椎体压缩骨折>1个椎骨或>20%前缘高度	①穿孔：胃、十二指肠、结肠、直肠 ②穿孔伴组织缺失：胃、膀胱、小肠、输尿管、尿道 ③肝裂伤(浅表性) ④严重髂动脉或静脉裂伤 ⑤不全截瘫 ⑥胎盘剥离	①重度裂伤伴组织缺失或严重污染：十二指肠、结肠、直肠 ②复杂破裂：肝、脾、肾、胰 ③完全性腰髓损伤	躯干横断

续表

损伤部位	AIS分级（分值）					
	轻度（1分）	中度（2分）	重度（3分）	严重（4分）	危重（5分）	目前无法救治(6分)
四肢	①挫伤：肘、肩、腕、踝 ②骨折、脱位：指、趾 ③扭伤：肩锁、肩、肘、指、腕、髋、踝、趾	①骨折：肱、桡、尺、腓、胫、锁骨、肩胛、腕、掌、跟、跗、跖骨、耻骨支或骨盆单纯骨折 ②脱位：肘、手、肩、肩锁关节 ③严重肌肉、肌腱裂伤 ④内膜裂伤、轻度撕裂：腕、肱、腘动脉，腕、股、腘静脉	①骨盆粉碎性骨折 ②股骨骨折 ③脱位：腕、踝、膝、髋 ④膝下和上肢断裂 ⑤膝韧带断裂 ⑥坐骨神经撕裂 ⑦内膜撕裂、轻度撕裂伤：股动脉 ⑧重度裂伤伴或不伴血栓形成：腋、腘动脉，腘、股静脉	①骨盆碾压性骨折 ②膝下外伤性离断、碾压伤 ③重度撕裂伤：股动脉或肱动脉	骨盆开放粉碎性骨折	—
体表	①擦/挫伤：面/手≤25 cm，身体≤505 cm ②浅表裂伤：面/手≤5 cm，身体≤10 cm ③一度烧伤≤100% ④二度至三度烧伤/脱套伤体表面积<10%	①擦/挫伤：面/手>25 cm，身体>50 cm ②裂伤：面/手>5 cm，身体>10 cm ③二度或三度烧伤/脱套伤体表面积占10%～<20%	二度或三度烧伤/脱套伤体表面积占20%～<30%	二度或三度烧伤/脱套伤体表面积30%～<40%体表面积	二度或三度烧伤/脱套伤体表面积40%～<90%	二度或三度烧伤/脱套伤体表面积≥90%

注：AIS6分为最大损伤，损伤严重度评分自动确定为75分；△表示有粉碎、移位或开放性骨折，加1分；▲表示有血、气胸或纵隔血肿，加1分。

AIS编码小数点后的AIS分值表示损伤严重度的6个等级，即AIS1分～AIS6分，AIS1分定为轻度伤；AIS2分为中度伤；AIS3分为较严重伤；AIS4分为严重伤；AIS5分为危重伤；AIS6分为最严重伤（目前不可救治）。

二、创伤严重度评分

创伤严重度评分（ISS）是把人体分为6个区域（见附表2）：头和颈部、面部、胸部、腹部和盆腔、四肢和骨盆、体表。ISS分值是将身体3个最严重损伤区域的最高AIS分值的平方相加而成。即：

$$ISS = AIS^2 + AIS^2 + AIS^2$$

附表2　创伤严重度评分表

分　区	内　容
1.头和颈部	脑或颈椎损伤、颅骨或颈椎骨折
2.面部	口、耳、眼、鼻和颌面骨骼损伤
3.胸部	膈肌、肋骨架、胸椎损伤和胸腔内的所有脏器损伤
4.腹部和盆腔	腹部和盆腔内所有脏器损伤和腰椎损伤
5.四肢和骨盆	四肢、骨盆和肩胛带损伤（扭伤、骨折、脱位和断肢均计入内）
6.体表	身体任何部位的体表损伤，包括擦伤、撕裂伤、挫伤和烧伤

ISS分值范围为1~75分。规定以下二种情况时其分值为75分：①有3个AIS5分的损伤或至少有1个AIS6分的损伤；②任何1个损伤为AIS6分时，ISS就自动确定为75分。

通常将ISS评分≥16分的患者认为是严重多发伤患者。